# MÉMOIRE

SUR

# L'EFFICACITÉ DES INJECTIONS

AVEC LE NITRATE D'ARGENT CRISTALLISÉ,

# MÉMOIRE

SUR

## L'EFFICACITÉ DES INJECTIONS

AVEC LE NITRATE D'ARGENT CRISTALLISÉ,

DANS LE TRAITEMENT

## DES ÉCOULEMENS ANCIENS ET RÉCENS

## DE L'URÈTRE;

PAR M. SERRE,

Professeur de Clinique Chirurgicale à la Faculté de Médecine de Montpellier; Chirurgien en chef de l'hôpital civil et militaire S$^{t}$-Éloi; Membre-correspondant de l'Académie royale de Médecine de Paris, etc.

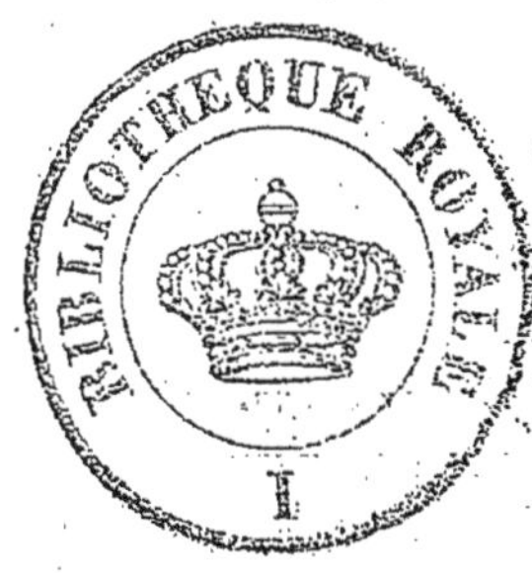


> Une vérité n'appartient pas à celui qui la trouve, mais à celui qui sait en voir les conséquences.
>
> SAY; *Économie politique.*

**Paris.**

GERMER-BAILLIÈRE, Libraire, rue de l'École de Médecine, N° 13 *bis.*

**Montpellier.**

LOUIS CASTEL, Libraire, Grand'rue, N° 29.

1835.

MONTPELLIER. — IMPRIMERIE DE JEAN MARTEL LE JEUNE.

# Avant-Propos.

Malgré tous les écrits qui ont paru jusqu'à ce jour sur les maladies vénériennes, il reste encore à ce sujet bien des doutes à éclaircir, et bien des questions à résoudre. Mais ce n'est pas en écrivant des traités généraux, que l'on doit espérer de combler ces lacunes ; un homme seul ne peut pas tout voir. Au contraire, celui qui, placé à la tête d'un grand hôpital ou d'une nombreuse clientelle, a le bon esprit de concentrer son attention sur divers points de doctrine, peut en faire jaillir des vérités nouvelles, et rendre ainsi de vrais services à l'art qu'il cultive.

Vivement pénétré de ces idées, j'ai voulu, dès mon entrée dans la carrière de l'enseignement, les mettre en pratique, et chercher à utiliser les matériaux que ma position actuelle me permet journellement de recueillir (1).

A toute autre époque, je me serais peut-être un peu moins hâté de publier le fruit de mes observations ; mais, au jour où nous sommes, tout va vite comme le temps, et lorsque, pour former un corps d'ouvrage, on laisse s'écouler des années, on s'expose à produire ensuite des idées qui n'ont

---

(1) Je ne puis assez louer l'intelligence et le zèle avec lesquels MM. Buisson, Dumas, Ducel et Fabrèges m'ont secondé dans les recherches auxquelles je me suis livré : les deux premiers en qualité de chirurgiens internes, les deux seconds comme chefs de clinique.

pas même le mérite de l'à-propos. Tel est le principal motif qui m'a engagé à composer une série de mémoires.

Le premier, celui que je présente aujourd'hui au public, a pour objet l'étude d'une maladie fort simple en apparence, mais bien digne cependant de la méditation des praticiens. La blennorrhagie est, en effet, la mère de toutes les infirmités des voies urinaires, et l'on ne saurait trop prémunir les malades contre les dangers qu'elle entraîne ; on ne saurait trop surtout prendre de soins pour en abréger la durée.

Le second intéressera peut-être davantage par sa nouveauté : j'y traiterai de l'emploi de l'argent contre les maladies syphilitiques les plus anciennes et les plus graves. J'ai tour à tour essayé jusqu'ici l'argent divisé, l'oxyde d'argent, le chlorure d'argent, le chlorure d'argent et d'ammoniaque, l'iodure et le cyanure d'argent, et je puis d'hors et déjà certifier que ce métal peut remplacer au besoin l'or et le mercure.

Il est deux autres questions qui m'occupent

encore depuis quelque temps, et qui formeront le sujet d'un troisième mémoire ; ce sont l'examen de la méthode dite rationnelle, contre la maladie vénérienne, et l'inoculation du virus blennorrhagique et syphilitique. C'est là que je formulerai mon opinion, relativement aux doctrines nouvelles qui viennent d'être discutées au congrès scientifique de Nantes.

# MÉMOIRE

SUR

## L'EFFICACITÉ DES INJECTIONS

### AVEC LE NITRATE D'ARGENT CRISTALLISÉ,

DANS LE TRAITEMENT

### DES ÉCOULEMENS ANCIENS ET RÉCENS

## DE L'URÈTRE.

CHARGÉ d'un service de vénériens fort étendu, et désireux de trouver un moyen propre à combattre en peu de temps et sans douleur, les écoulemens chroniques de l'urètre, j'ai été conduit, presque malgré moi, à faire usage des injections, et les résultats heureux que j'en ai obtenus, ont été bien au-delà de mes espérances.

J'avais si souvent entendu dire que ce mode de médication avait le grave inconvénient de donner lieu à des rétrécissemens, que je me figurais, comme bien des praticiens le pensent encore, qu'il fallait le bannir presque entièrement de la thérapeutique chirurgicale. Toutefois, ayant eu maintes occasions de me convaincre de l'impuissance ou des dangers attachés à l'emploi de tous les autres moyens, je me suis enfin demandé si les idées que j'avais eues jusqu'à ce jour, étaient aussi fondées que ce que j'avais pu le croire ; voici quel a été le fruit de mes réflexions.

Pour arriver à la solution du problême que je m'étais proposé, j'ai dû d'abord chercher à constater en quoi consistent les rétrécissemens, et je n'ai pas tardé à reconnaître que tous proviennent, ou bien de l'épaississement de la membrane génito-urinaire, *et plus encore de l'infiltration ou de l'endurcissement du tissu cellulaire sous-muqueux*, ou bien de la cicatrice résultant de quelque ulcération, ou de celles qui succèdent aux lésions traumatiques de l'urètre. Or, il est évident que l'inflammation est la cause immédiate ou secondaire de toutes ces coarctations.

S'il en est ainsi, à quoi bon s'élever contre une méthode de traitement qui a précisément pour objet de mettre fin au plus tôt à la phlogose ? C'est que les injections conseillées contre les écoulemens de l'urètre, contiennent toutes, me dira-t-on, des substances plus ou moins irritantes, et ne peuvent, par conséquent, qu'ajouter à l'intensité de l'inflammation déjà existante. L'argument est plus spécieux que solide. Qu'importe la nature du médicament mis en usage, si les faits prouvent qu'il agit d'une manière avantageuse? Que d'erreurs n'a-t-on pas commises en thérapeutique, en voulant ainsi déterminer *à priori* les effets cliniques de divers remèdes!

Ne voyons-nous pas tous les jours dans la pratique, des ulcérations de la cornée, accompagnées même de douleurs très-vives, céder, comme par enchantement, aux cautérisations faites avec le nitrate d'argent? Ne voyons-nous pas également des flux purulens de la conjonctive ou de la membrane pituitaire, disparaître sous l'influence du même moyen? Et pourquoi ce qui a lieu à la surface de la membrane génito-urinaire, serait-il si différent de ce que l'on observe à la surface de la muqueuse oculo-nasale?

Mais, ajoutera-t-on peut-être, comment se fait-il que, en Angleterre par exemple, où les injections sont d'un usage très-commun, les rétrécissemens soient si fréquens? Cela peut tenir à plusieurs causes : et d'abord, outre que le tempérament lymphatique des Anglais, l'air froid et humide de la Grande-Bretagne, et la bière que l'on y boit journellement, donnent en partie raison de la ténacité plus grande des écoulemens sous un pareil climat, ne faut-il pas faire entrer en ligne de compte la période de la maladie durant laquelle le remède est employé ? Autre chose est d'avoir recours aux injections dès le début, ou vers la fin de la blennorrhagie, lorsque l'inflammation est à peine naissante ou presque éteinte ; autre chose est d'avoir recours au même moyen, quand encore la phlogose est à son apogée. Ce n'est même que de cette manière qu'il est possible d'expliquer les bons et les fâcheux effets que le même mode de médication peut produire dans une maladie donnée, mais à des époques différentes.

D'un autre côté, par cela seul que, dans beaucoup de pays, les injections sont encore considérées comme dangereuses, la plupart des médecins n'en viennent à leur emploi, qu'après avoir vainement épuisé toutes les autres ressources. Aussi, qu'en résulte-t-il ? C'est que ce mode de médications ne réussit pas, et que lorsqu'un homme de l'art mieux avisé explore le canal de l'urètre, il découvre tantôt un rétrécissement, et tantôt une ulcération, ou une dégénérescence fongueuse de la membrane génito-urinaire ; et l'on conclut que ces diverses altérations sont l'effet inévitable des injections !....

Interrogez donc les malades qui ont des rétrécissemens, ils vous diront, presque tous, qu'ils ont eu une ou plusieurs blennorrhagies qu'ils ont, en général, gardées fort long-temps, et pour lesquelles ils n'ont eu que rarement recours aux injections. Vous le voyez, l'ancienneté seule de la blennorrhagie suffirait pour rendre pleinement raison de la formation des rétrécissemens, et vous préférez en rapporter l'origine à une cause dont l'action a duré à peine quelques instans.

Quoi! le nitrate d'argent fondu pourra être porté en nature dans le canal de l'urètre, et jouir de la précieuse faculté d'effacer à jamais les coarctations de ce conduit, et le nitrate d'argent cristallisé, dissous dans l'eau distillée, à la dose d'un quart de grain par once d'eau, aurait l'inconvénient de produire des rétrécissemens!....

Il me semble entendre déjà les détracteurs des injections me dire : Dans les cautérisations de l'urètre pour cause de rétrécissement, le nitrate d'argent agit *seulement* sur les parties malades, tandis qu'à l'occasion des injections, le liquide injecté touche également sur toute l'étendue du canal.

Sans doute ; mais en quoi consiste l'action du remède dans ce dernier cas? Elle n'est suivie, ni de douleur, ni de difficulté d'uriner, ni de pissement de sang ; à peine le malade éprouve-t-il un léger sentiment de cuisson. La plupart du temps l'écoulement tarit en trois ou quatre jours, sans aucun phénomène local appréciable ; et vous voulez qu'un moyen aussi innocent donne lieu à des rétrécissemens ! En vérité, est-il permis de mettre avec tant d'obstination une idée préconçue à la place d'un fait ?

Au surplus, que l'on ne s'y méprenne pas : tous les efforts que l'on a faits jusqu'ici pour perfectionner les instrumens de Ducamp, n'empêcheront jamais que le nitrate d'argent dont on se sert pour cautériser les rétrécissemens, n'agisse bien au delà du point sur lequel on l'applique. J'en appelle aux hommes qui, placés à la tête de grands hôpitaux, ont eu de fréquentes occasions de mettre ce mode opératoire en pratique. Outre que le raisonnement seul fait pressentir qu'un sel de la nature de celui dont il s'agit, doit être bientôt liquéfié dans le canal par l'effet des sécrétions muqueuses que provoque la cautérisation, qui n'a pas remarqué, après des manœuvres de ce genre, faites même à une certaine profondeur, la couleur blanche qu'acquiert parfois l'orifice du méat ? Or, cela ne prouve-t-il pas que l'action du caustique s'est étendue jusqu'au gland ? Le fait que l'on va lire, est encore bien plus significatif.

Dans le courant de l'année 1826, un malade se présente dans le service du professeur Delpech, avec une oblitération presque complète du méat urinaire. Le prépuce adhérait au gland sur plusieurs points, et les urines sortaient comme à travers la pomme d'un arrosoir. Je questionne le malade, et j'apprends que l'infirmité qu'il porte date de son enfance, et provient d'une cautérisation faite avec le suc d'euphorbe, que l'un de ses camarades avait placé sur ses parties sexuelles.

Le professeur Delpech, instruit de ces circonstances, forme aussitôt le projet de rétablir le cours ordinaire des urines, et cherche, par tous les moyens possibles, à trouver l'orifice du canal. Enfin, après bien des tentatives infructueuses, il se décide à pratiquer une incision à deux pouces en arrière du gland, et à conduire une sonde cannelée d'arrière en avant dans le canal de l'urètre et par cette ouverture, de manière à juger du point où correspondait l'ancien orifice du méat urinaire. En effet, une nouvelle incision est pratiquée dans ce lieu, et le bec de la sonde qui vient faire saillie à travers le gland, annonce que les voies naturelles sont rétablies.

Mais, ce n'était pas tout : il fallait conserver cette ouverture, et dans cette intention, le chirurgien de Montpellier juge à propos de toucher les bords du nouveau méat avec le nitrate d'argent. Voici ce qui arriva, et ce que je pus observer durant plus de quinze jours : *Toutes les fois que la pierre infernale était appliquée à l'orifice du gland, les bords de la plaie qui avait été faite au canal, quoique situés à deux pouces en arrière, blanchissaient, et étaient même cautérisés assez fortement.* Que l'on juge par ce fait, où tout se passait presque au dehors, de ce qui doit arriver lorsque le même phénomène a lieu dans la profondeur du conduit génito-urinaire.

Il fut un temps où le professeur Delpech, quoique vivement prévenu contre les injections, sentit la nécessité de s'élever contre la pratique des médecins qui voulaient que l'on livrât, pour ainsi dire, les écoulemens de l'urètre aux soins de la nature, et préconisa tour à tour le baume de copahu, le poivre cubèbe et la térébenthine. Que lui objecta-t-on ? On prétendit d'abord que la suppression trop brusque de l'écoulement devait amener presque inévitablement une vérole constitutionnelle (1) ; et bientôt, comme de raison, on

(1) Cette manière de produire une maladie générale, telle qu'on le suppose, est le contraire de ce qui arrive réellement; car, j'ai déjà essayé de prouver que la matière purulente était la seule substance dans laquelle le virus était contenu, et que la formation de

se récria contre la fréquence des rétrécissemens qu'une telle méthode pouvait occasioner.

Delpech était trop profondément pénétré de la justesse des principes qu'il professait, pour s'arrêter devant de pareils argumens; aussi, n'en persista-t-il pas moins dans ses idées : et, comme la vérité finit toujours par triompher, il eut la satisfaction de voir plus tard ceux-là même qui s'étaient le plus opposés à l'emploi des balsamiques, être contraints d'en faire usage. Il en sera probablement de même des injections.

Notez bien cependant que, en préconisant ici ce mode de médication, je n'entends pas adopter indistinctement toutes les substances dont on s'est servi ; il en est même que l'on doit proscrire sévèrement, telles que l'extrait de Saturne pur (sous-acétate de plomb liquide), l'alcool, la pierre à cautère, l'ammoniaque (azoture d'hydrogène).

---

ce virus était inséparable de la matière purulente. C'est pourquoi, si nous pouvons prévenir l'une, l'autre ne pourra pas avoir lieu, et conséquemment, l'absorption non plus ; de sorte qu'il ne pourra y avoir aucune possibilité d'infecter la constitution chez la même personne, ni de communiquer l'infection aux autres. (J. Hunter, *Traité des malad. vénér.*, trad. par Audibert, pag. 81.)

Ce que j'ai à dire ne s'applique guère qu'à l'azotate acide d'argent dissous dans l'eau distillée, encore même dans certaines proportions. Qui voudrait, par exemple, imiter le docteur Burnet, qui osa porter dans le canal de l'urètre de l'un de ses malades, et *en une seule injection, dix grains de nitrate d'argent dans une once d'eau de roses* (1)? Quant à moi, je ne suis surpris que d'une chose, c'est qu'il n'en soit pas résulté une urétrite des plus vives.

---

(1) *Revue médicale*; octobre 1834, pag. 91.

Les élèves qui ont été témoins des expériences qui m'ont fourni le sujet de ce Mémoire, n'ignorent pas que, lorsque l'observation du docteur Burnet a été publiée, j'avais déjà recueilli un certain nombre de faits sur l'efficacité des injections avec le nitrate d'argent: j'en ai même fait la remarque dans mes leçons orales. Au reste, il existe à cet égard une si grande différence entre la manière d'agir du docteur Burnet et la mienne, que personne ne pourra supposer que j'aie été guidé dans mon travail par ce que renferme la *Revue médicale*.

Après avoir cherché à démontrer, d'une manière générale, combien sont peu fondées les craintes que l'on a eues pendant long-temps sur l'emploi des injections, je vais faire connaître le mode d'administration de celles dont je propose l'usage.

1.° Je commencerai d'abord par dire que ce n'est pas sans y avoir réfléchi, que j'ai donné la préférence au nitrate d'argent cristallisé, à l'azotate acide d'argent, pour parler le langage moderne. En effet, la pierre infernale, ou l'azotate neutre, coulé à la lingotière, contient toujours une certaine partie de métal réduit par l'action du calorique; de sorte que, si on l'employait en injection, on ne connaîtrait jamais au juste la quantité de nitrate d'argent par rapport à celle de l'eau. Il n'en est pas de même de l'azotate neutre non fondu; mais, toutes mes expériences ayant été faites avec l'azotate acide ( nitrate d'argent cristallisé ), je ne parlerai que de celui-là.

2.° Quant à ce qui concerne la dose du remède, je ne suis arrivé à la trouver, qu'après une série de tâtonnemens. En proposant une substance aussi active que le nitrate d'argent, il m'était facile de prévoir les reproches que l'on pourrait m'adresser, et j'ai dû me mettre en mesure d'y répondre. Pénétré de cette idée que le plus grand nombre des écoulemens tiennent plutôt à une sécrétion morbide et surabondante de la muqueuse de l'urètre, qu'à une véritable transformation de tissu, j'ai eu seulement pour objet de modifier la sensibilité des parties malades. Aussi, ai-je dit à la personne que j'avais chargée de faire des essais sur le degré d'activité à donner à mes injections, que, pourvu qu'elles fussent légèrement styptiques, c'était là tout ce que je désirais.

Un quart de grain de nitrate d'argent cristallisé par once d'eau distillée, m'ayant paru remplir les conditions voulues, je m'en suis tenu à cette dose. Toutefois, comme la sensibilité des individus et de leurs organes respectifs est souvent très-variable, dans quelques cas j'ai senti le besoin de ne faire mettre qu'un sixième ou un huitième de grain d'azotate d'argent par once d'eau, et dans d'autres, un tiers ou même un demi-grain sur la même quantité de liquide. En définitive, après avoir expérimenté sur près de deux cents sujets, je suis resté convaincu que la première dose, celle d'un quart de grain de nitrate d'argent par once d'eau distillée, était celle qui convenait au plus grand nombre de malades.

3.° Peut-on, en pratiquant des injections de cette nature, se servir indistinctement de toute espèce de seringue ? Non ; et c'est là une question qu'il m'a fallu encore chercher à résoudre. Quant à la seringue d'étain, qui est la plus usitée, quelque faible que soit la quantité de nitrate d'argent que l'on emploie, il y a bientôt décomposition, et l'instrument ne tarde pas à perdre le poli métallique qu'il avait. Il faudrait donc, rationnellement parlant, renoncer à cette espèce de seringue. Cependant, il est de mon devoir de le dire, les malades que j'ai traités à l'hôpital, n'en ont pas employé d'autre. Celle dont se servait l'infirmier-major étant toujours la même, serait-il arrivé que la couche d'oxyde métallique qui la recouvrait, ait fini par la mettre à l'abri de l'action du nitrate d'argent, et que ce dernier ait conservé ainsi toute sa pureté? Quoi qu'il en soit, si l'on se sert de la seringue d'étain, on devra faire en sorte de ne laisser séjourner le liquide dans son intérieur, que le moins de temps possible.

La seringue d'argent fait subir, mais moins vite et à un plus faible degré que celle d'étain, une décomposition au liquide injecté. Viennent ensuite celle de nacre, d'écaille, d'ivoire et d'os, dans lesquelles cependant la décomposition est presque nulle, pourvu qu'on ne laisse la liqueur qu'une ou deux minutes dans l'instrument. Resterait donc la seringue en verre. Toutefois, comme il est très-difficile d'avoir un tube parfaitement cylindrique, et que, pour assurer le jeu du piston, il faut alors avoir recours à l'éponge, le nitrate d'argent est nécessairement altéré. En résumé, la seringue d'os est celle qui paraît le mieux convenir, en raison surtout de la modicité du prix. Mais, il faut encore avoir le soin de garnir le piston avec du liége ou du cuir, et jamais avec du chanvre, ni du coton. Il importe aussi de ne pas employer l'eau de savon pour faire jouer la seringue.

Celle dont je me sers habituellement, contient environ huit gros de liquide, et par conséquent l'équivalent d'un quart de grain de nitrate d'argent par injection.

4.° Quoique ceux qui jusqu'ici ont proposé ce mode de médication contre la blennorrhagie, aient conseillé, presque tous, de comprimer le périnée, afin, disent-ils, d'empêcher le liquide de parvenir dans la vessie, j'ai cru devoir déroger à cette règle. Et, en effet, en ne faisant parcourir au liquide injecté qu'une partie de la portion spongieuse de ce canal, ne se prive-t-on pas souvent de l'avantage de mettre en contact ce même liquide avec les organes affectés ? Certes, je suis loin de reconnaître que la cause de tous les écoulemens soit à la portion prostatique du conduit génito-urinaire; mais on ne niera pas du moins, que c'est là qu'existe le plus ordinairement le mal, surtout lorsque l'écoulement est ancien. Du reste, il n'est pas un seul point du canal où la blennorrhagie ne puisse avec le temps établir son siége(1). Aussi, sauf quelques légères exceptions, ai-je le soin de recommander aux malades d'uriner quelques instans avant de faire l'injection, et de ne rendre le liquide qu'après l'avoir laissé séjourner cinq ou six minutes dans la vessie. Il convient encore que le malade soit debout pendant que l'injection est faite, et qu'il ne la pratique pas lui-même, sans quoi une grande partie de cette

---

(1) Si la douleur qui accompagne la gonorrhée se fait particulièrement sentir au-dessous du frein, on ne doit l'attribuer qu'à l'influence sympathique qu'exerce la partie profondément enflammée sur l'extrémité du canal, que la nature a doué, non sans intention, d'une sensibilité animale particulière, comme nous le témoigne le prurit incommode qui annonce le besoin d'uriner, ou la présence d'un calcul dans la vessie. Les pesanteurs au périnée, les douleurs sourdes, mais continuelles, les ténesmes qu'on observe si fréquemment dans la maladie qui nous occupe, ne sont-ils pas encore de nouvelles preuves que les parties profondes de l'urètre, la glande prostate même, sont plus souvent enflammées qu'on ne le pense ordinairement ? (Desault; *Journal de Chirurgie*, tom. II, pag. 260 et 349. )

dernière se perd, et le remède ne produit plus dès-lors l'effet qu'on en attendait. Tout cela est plus important qu'on ne pourrait le croire.

Que l'on ne m'objecte pas qu'en poussant l'injection jusque dans la vessie, le nitrate d'argent peut exercer une action fâcheuse sur la surface interne de cet organe; la réponse est facile et péremptoire : parmi tous les sujets auxquels j'ai appliqué mes injections, *il n'en est pas un seul qui ait présenté le moindre symptôme de cystite*. C'est même là ce qui a donné, en si peu de temps, un si grand crédit à ce mode de médication, et ce qui a engagé tant d'élèves en médecine à l'adopter.

5.° Lorsque les injections sont prescrites à propos et pratiquées d'une manière convenable, le malade n'éprouve aucune douleur ; à peine y a-t-il un peu de prurit dans le canal, et l'écoulement disparaît, la plupart du temps, en quatre à cinq jours, quelquefois même à la seconde ou troisième injection. Dans quelques cas, au contraire, l'écoulement devient plus épais et un peu plus abondant, mais toujours sans fièvre, sans douleur et sans pissement de sang. Bientôt il diminue de nouveau, il se montre de plus en plus limpide, et en sept à huit jours, la blennorrhagie a complétement cessé.

6.° Je suis dans l'habitude de faire pratiquer deux injections par jour, une le matin et l'autre le soir. Si, pendant l'administration du remède, l'écoulement augmente trop d'intensité et qu'il survienne de la douleur dans le canal, j'en suspends aussitôt l'emploi, car alors les injections n'agiraient plus comme je l'entends ; elles pourraient même avoir des inconvéniens. Je me garde bien cependant d'y renoncer en entier : il en est des injections comme de tous les autres remèdes ; le mérite du praticien consiste à en suspendre quelquefois l'usage, pour y revenir ensuite.

Chez certains malades, j'ai jugé à propos de n'employer qu'une seule injection par jour ; mais je n'ai jamais dépassé en tout le nombre de quinze (1). Je dois même faire observer à cet égard, que, lorsque l'écoulement résiste jusqu'à ce point, il est rare qu'il n'y ait pas dans le canal une ulcéra-

(1) Je ne partage pas du tout l'avis de ceux qui, tels que Swédiaur ou Lagneau, pensent que lors même que l'écoulement est arrêté, il faut encore faire des injections pendant sept à huit jours : il m'a semblé voir, au contraire, qu'en y insistant trop longtemps, l'écoulement ne tardait pas à reparaître. Ceci s'applique encore au nombre des injections à faire dans la journée : je n'ai jamais été au-delà de deux.

tion, un rétrécissement, ou bien un état fongueux de la portion prostatique de l'urètre; c'est ce qui m'a conduit à établir dans mes leçons cliniques un principe qui me paraît fondamental, à savoir que, dans l'étude et le traitement des blennorrhagies tant soit peu anciennes, il importe souvent d'avoir recours au cathétérisme.

Puisque la conformation des parties sexuelles de l'homme ne nous permet pas d'appliquer le sens de la vue à l'étude des maladies de ce système d'organes, pourquoi n'emprunterions-nous pas au toucher les lumières qu'il peut fournir? N'est-ce pas, en effet, à l'aide de la sonde que nous parvenons à connaître le siége et la nature des altérations diverses que la membrane génito-urinaire peut avoir subies? Je lui dois beaucoup pour ma part dans la guérison des malades que j'ai eu à traiter, et ce n'est qu'après avoir mis en pratique le cathétérisme, que j'ai pu, dans bien des cas, dire d'avance: tel écoulement doit céder à l'emploi des anti-phlogistiques ou des balsamiques, tel autre réclame impérieusement les injections ou la cautérisation.

« Toutes les fois que nous sommes consulté pour une blennorrhée, a dit Swédiaur, notre premier soin doit être d'examiner: 1.° si la maladie doit son origine à une blennorrhagie précédente; 2.°

quel endroit de l'urètre ou de la vulve est le siége du mal ; 3.° si c'est un simple relâchement de la surface sécrétoire de l'urètre ou du vagin ; 4.° si elle est accompagnée d'une excoriation ou ulcère ; 5.° si elle est compliquée avec un gonflement de quelque glande dans le canal de l'urètre, ou avec une maladie de la prostate ; 6.° si le canal est parfaitement libre, ou s'il y a un rétrécissement dans quelque endroit de l'urètre ; 7.° enfin, si la maladie est entièrement locale, ou si elle est accompagnée des symptômes d'une vérole répandue dans le système du corps (1). »

C'est en procédant de la sorte, que j'ai encore constaté que la blennorrhagie est la mère de toutes les infirmités des organes génito-urinaires, et que livrer les écoulemens chroniques à la nature, c'est exposer les malades à mille dangers. La plupart des lésions de la prostate, de la vessie, des uretères et même des reins reconnaissent-elles d'autres causes ?

7.° Malgré tout ce que j'ai déjà dit, on m'aurait mal compris, si l'on s'imaginait que je propose les injections avec le nitrate d'argent contre les

---

(1) Swédiaur ; *Traité des malad. syphil.*, tom. I, pag. 209.

écoulemens de l'urètre, sans avoir égard en rien aux causes variées qui peuvent les produire. Je n'entends parler ici que de ceux qui ne proviennent d'aucun état particulier de l'économie qui exige une médication spéciale, tel que le vice syphilitique, dartreux, rhumatique, etc. (1)

Ce n'est pas que je n'aie appliqué mes injections, même avec succès, à un très-grand nombre de malades auxquels on eût fait subir autrefois un traitement anti-vénérien, puisque la blennorrhagie

---

(1) Il est aussi des écoulemens qui tiennent à la rétrocession d'une humeur goutteuse. Bell, *Traité de la gonorrhée virulente et de la maladie vénérienne*, tom. I, pag. 489; Barthez, *Traité des maladies goutteuses*. tom. II, pag. 324. — La blennorrhagie peut encore tenir au tempérament scrophuleux de l'individu. Baumes, *Traité du vice scrophuleux*, pag. 368.

Le travail de la dentition, la présence des vers ascarides dans l'intestin rectum, les tumeurs hémorroïdales, donnent lieu à leur tour à des écoulemens par l'urètre.

Enfin, on a encore des faits qui prouvent que la gonorrhée peut régner épidémiquement, sans qu'il soit nécessaire, pour en être affecté, d'avoir eu commerce avec des femmes. (*Observat. médic.-chirurg.*; Blassius. Magdebourg, 1731.)

était survenue à la suite d'un coït impur. Mais, en admettant même que la blennorrhagie puisse donner lieu à la vérole (chose que je crois), les faits ne sont-ils pas là pour démontrer que, chez l'homme, et peut-être plus encore chez la femme, il est beaucoup d'écoulemens qui ne sont pas vénériens? C'est ce dont je me suis assuré moi-même, en me livrant à une série d'expériences sur l'inoculation du virus gonorrhoïque et syphilitique.

Ainsi donc, à moins que l'écoulement ne coexiste avec des bubons, des chancres ou des pustules humides sur les parties sexuelles; ou bien, à moins qu'il ne survienne pendant la durée d'un traitement anti-syphilitique, je ne considère jamais la blennorrhagie que comme une maladie inflammatoire, et je ne me suis pas aperçu jusqu'à présent, que cette manière d'envisager les écoulemens de l'urètre ait eu de fâcheux effets (1). Je

(1) Je me borne à dire que la majorité des praticiens instruits regardent généralement le mercure comme inutile et sans avantage, dans tous les cas de gonorrhée. Ce fait prouve que si les symptômes vénériens sont quelquefois une suite de la gonorrhée, cela est très-rare. (*Dictionnaire de chirurgie-pratique*, par Samuel Cooper, art. *Injections*, t. I, p. 565.)

dis plus : alors même que la blennorrhagie est syphilitique, le traitement anti-vénérien ne suffit pas toujours pour éteindre l'écoulement. Le plus souvent, il reste encore un suintement léger, tantôt opaque et tantôt transparent, qui n'est dû qu'à un état d'atonie de la membrane muqueuse de l'urètre devenu en quelque sorte habituel, et qui cède comme par enchantement à l'emploi des injections avec le nitrate d'argent. C'est là que la

---

Considérant que les urétrites étaient rarement suivies d'accidens secondaires, il tenta de soustraire cette forme de la maladie à l'ancien traitement, en se bornant aux anti-phlogistiques, et il eut la satisfaction de constater l'efficacité de ce nouveau mode sur plus de 400 militaires. Mais, pour les urétrites chez les filles publiques, il ne crut pas devoir quitter brusquement le mercure; il le diminua graduellement, en l'associant à l'opium, insista surtout sur le repos, le régime, les bains, et ne tarda pas à voir le mal s'amender. C'était en 1833. Il lui restait des craintes pour l'avenir de 50 femmes sur 346, que des motifs graves avaient soustraites au spécifique, et il conservait des doutes sur la guérison radicale de 120 urétrites. L'expérience de l'année suivante le rassura, etc. (*Paroles de* M. Baré; *Procès-verbaux des séances tenues par les Médecins de Nantes, pour discuter la valeur des doctrines nouvelles, relativement à la nature et au traitement de la syphilis.*)

méthode de traitement que je propose, s'offre avec tous ses avantages. Les élèves qui ont suivi ma clinique, doivent se rappeler encore que les écoulemens les plus anciens ont été, en général, ceux dont j'ai le plus facilement triomphé.

### Première Observation.

*Blennorrhagie existant depuis quatre mois, et ayant cédé en quelques jours aux injections avec le nitrate d'argent, après avoir déjà résisté aux anti-phlogistiques et à l'opiat balsamique.*

Le nommé Lechevin, soldat au 34.e régiment de ligne, âgé de 26 ans, d'un tempérament bilioso-sanguin, eut dans le courant de l'année 1830, une blennorrhagie qu'il garda pendant quarante jours, et dont il se guérit à Toulouse, à l'aide des injections avec l'eau de roses et le sulfate de zinc.

Atteint, en 1834, d'une nouvelle blennorrhagie qu'il avait depuis trois mois, il entra à Saint-Éloi le 18 octobre.

Après un mois de traitement, qui consista dans l'emploi des saignées générales et locales, des boissons mucilagineuses et de l'opiat balsamique (1), l'écoulement n'ayant presque rien perdu de son intensité, mais étant seulement un peu plus clair et sans douleur, j'eus recours aux injections avec le nitrate d'argent. Une seule fut faite le 18 novembre : le malade ne ressentit dans le canal qu'un léger picotement, qui dura une demi-heure. Dès le lendemain, diminution sensible de l'écoulement ; nouvelle injection, même résultat.

Le 20 novembre, la guérison est déjà complète.

Enhardi par l'innocuité du remède, et dans la vue de consolider la guérison, je prescrivis encore trois injections dont le malade se trouva de mieux en mieux.

*Réflexions.* — Ce fait, que je cite à dessein en première ligne, est l'expression fidèle et abrégée de la plupart de ceux que j'ai recueillis, et donne

---

(1) L'opiat balsamique dont je me sers, est composé de la manière suivante :

℞. Baume de copahu. . . . . . . . . . . }
Poivre cubèbe. . . . . . . . . . . . . } aa ℥ ij
Cachou. . . . . . . . . . . . . . . . . }
Sucre. . . . . . . . . . . . . . . . . }
Faites, selon l'art, un opiat.

Ce remède a l'avantage d'être beaucoup moins désagréable à prendre que la potion de Chopart, et de moins troubler les fonctions digestives ; souvent même il augmente l'appétit.

une idée assez exacte de la marche que j'ai en général suivie, avant de faire usage des injections. On peut voir, en effet, par les détails de l'observation, que je n'ai employé le nitrate d'argent qu'après avoir déjà mis à contribution les moyens anti-phlogistiques et les balsamiques ; on peut voir aussi que lorsque les injections ont été faites pour la première fois, déjà l'écoulement était clair et sans douleur, mais cependant encore assez abondant. Eh bien ! deux injections *au quart* (1) ont mis fin à une gonorrhée qui existait depuis plus de quatre mois, et tout cela s'est passé au prix d'un léger picotement dans le canal, qui a duré à peine une demi-heure. Je pourrais citer trente exemples du même genre.

### Deuxième Observation.

*Blennorrhagie existant depuis dix-huit mois : application de quelques sangsues au périnée, injections avec le nitrate d'argent ; cessation complète de l'écoulement, dès le cinquième jour.*

Wissenger, soldat au 21e régiment d'infanterie légère, était atteint, depuis dix-huit mois

(1) Toutes les fois que je parlerai des injections d'une manière générale, il est convenu qu'il s'agira de celles

environ, d'une blennorrhagie qui, après avoir été très-forte, avait fini par céder, et était tout-à-fait passée à l'état chronique. Enfin, le malade désireux de s'en débarrasser, vint à Montpellier, où il entra à l'hôpital, le 3 décembre 1834.

Comme Wissenger venait de faire une longue route, et qu'il éprouvait encore un peu de douleur au périnée, je fis appliquer quelques sangsues sur le point douloureux. Il n'y eut plus, dès ce moment, qu'un suintement léger par le canal, ou, en d'autres termes, ce que les malades appellent volontiers la *goutte militaire*.

*Prescription :* Deux injections au quart.

Wissenger éprouva d'abord un sentiment d'ardeur au périnée ; mais l'écoulement diminua.

Le lendemain il ne fit qu'une seule injection, et l'écoulement diminua encore.

Dès le cinquième jour, c'est-à-dire, à la sixième injection, tout était fini.

*Réflexions.* — A quoi bon en venir, dans ce cas, à l'emploi des balsamiques? Il est d'observation que lorsque l'écoulement est aussi ancien, le

---

dites *au quart*, c'est-à-dire, dans les proportions d'un quart de grain de nitrate d'argent par once d'eau distillée.

copahu, le poivre cubèbe et la térébenthine sont à peu près sans effet; mais il existait un peu de douleur dans le canal, et j'ai dû la combattre. C'est là un précepte dont il ne faut jamais s'écarter. Voyez, du reste, la rapidité avec laquelle l'écoulement a disparu, et dites s'il est possible de trouver un remède à la fois plus simple et plus sûr.

### Troisième Observation.

*Blennorrhagie de cinq ans de date, co-existant avec un chancre sur le prépuce : vingt grains de sublimé à l'intérieur, le chancre disparaît, la blennorrhagie persiste. Injections avec l'eau froide, opiat balsamique; l'écoulement ne disparaît pas. Injections avec le nitrate d'argent cristallisé, guérison complète.*

Henry, chasseur d'Afrique, âgé de 36 ans, d'une constitution forte, entra à l'hôpital Saint-Éloi, le 14 juillet 1835, ayant un chancre sur le prépuce depuis environ trois semaines, et une blennorrhagie qui datait de cinq ans. Cette dernière était accompagnée d'une légère douleur dans le canal; l'écoulement, sans être trop abondant, avait une couleur jaune-verdâtre, et devenait fort épais dans certains momens.

Je crus d'abord pouvoir considérer la blennorrhagie comme étant de nature syphilitique, et j'administrai le sublimé à l'intérieur et en pilules ; Le malade en prit environ vingt grains. Le chancre disparut bientôt ; mais la blennorrhagie persistait toujours, quoique moins intense. J'essayai alors les injections avec l'eau frappée de glace ; elles ne produisirent aucun amendement. L'opiat balsamique donné à l'intérieur, fut aussi sans effet.

Enfin, l'écoulement étant devenu moins abondant et plus clair, Henry fit deux premières injections avec le nitrate d'argent, dont il se trouva bien. Deux nouvelles injections faites le jour suivant, mirent fin à la maladie. Le lendemain à la visite, le malade ne pouvait assez témoigner sa satisfaction.

*Réflexions.* — Il s'agissait encore, dans ce cas, d'une blennorrhagie fort ancienne; et cependant, j'ai suivi une méthode de traitement bien différente de celle que l'on m'a vu adopter à l'égard de Wissenger. La raison en est simple : c'est qu'il y avait ici complication, et que tout autorisait à penser que l'écoulement était de nature syphilitique. Employer les injections, avant d'avoir cherché à détruire la cause que je pouvais supposer entretenir la blennorrhagie, c'eût été me conduire d'une manière anti-médicale.

Tout cela est très-rationnel, sans doute; mais,

ne vous faites pas illusion à ce sujet ; on est, en général, trop porté à considérer comme vénériens tous les écoulemens qui ont lieu par l'urètre. De là, cette routine générale de prescrire un traitement mercuriel, ou cette rage, pour me servir des expressions de Swédiaur, de donner le sublimé corrosif à tous les malades affectés de la chaude-pisse.

On peut en dire autant des excoriations qui se manifestent sur le gland, sur le prépuce ou sur la verge. Combien y en a-t-il qui ne sont pas de nature syphilitique ! Voilà pourquoi il me paraît très-essentiel de s'occuper à trouver les moyens propres à distinguer les ulcérations et les blennorrhagies vénériennes, de celles qui ne le sont pas. C'est là ce que je fais depuis plus d'un an.

Parce que toutes les recherches auxquelles on s'est livré jusqu'ici ont été infructueuses, est-ce un motif pour se laisser arrêter ? Non ; il est tant d'autres choses que l'on a si long-temps et vainement cherchées, et que l'on a fini par découvrir. Voudrait-on dire par hasard encore, avec Gabriël Fallope : « Si vous me demandez comment on distingue la gonorrhée vénérienne, de celle qui ne l'est pas, je répondrai que rien n'est plus difficile et plus embarrassant : l'une et l'autre se gagnent par le coït ; la couleur de la matière est la même dans les deux cas (1). » La chose est difficile, j'en conviens; mais la science en est-elle toujours au même point? Les travaux des modernes n'ont-ils pas déjà soulevé un coin du voile ?

### Quatrième Observation.

*Blennorrhagie traitée infructueusement pendant un mois par les anti-phlogistiques, les balsamiques, les injections avec l'acétate de plomb, le sulfate d'alumine et de potasse, et guérie en peu de jours par les injections avec le nitrate d'argent.*

B.***, commis-négociant, âgé de 21 ans, d'un tempérament lymphatico-sanguin, contracta vers les premiers jours d'octobre 1834, une blennorrhagie qui, d'abord peu intense et bénigne, fut bientôt suivie des symptômes inflammatoires les plus graves, tels que hématurie, rétention d'urine, gonflement énorme de la verge. Il ne fallut rien moins qu'un traitement à la fois anti-phlogistique et anti-spasmodique très-énergique, pour

(1) *Si quis quærit quomodo cognoscitur hæc gallica aut non gallica; hoc opus, hic labor est. Nam in gonorrhœâ gallicâ, adest idem color seminis, et uti ex coïtu una provenit, ita et altera.*

abattre l'inflammation. Toutefois, le malade voulant se débarrasser au plus tôt de l'écoulement qu'il avait, je prescrivis tour à tour le baume de copahu à l'intérieur et les injections avec l'acétate de plomb, ainsi que celles avec le sulfate d'alumine, mais toujours sans le moindre avantage (1).

Encouragé par les nombreux succès qu'obtenait à l'hôpital Saint-Éloi le professeur Serre, à l'aide des injections avec le nitrate d'argent, j'en vins à l'usage de ce dernier moyen.

Quelle ne fut pas ma surprise en voyant qu'à la première injection, qui n'avait donné lieu à aucune douleur, l'écoulement avait déjà tari !

Je ne m'en tins pas là ; durant trois jours le malade fit encore six injections, dont une le matin et l'autre le soir.... Au bout de ce temps, B.*** fut à même de reprendre le cours de ses voyages. J'ai su depuis, que sa guérision avait été permanente, bien qu'il ait toujours copieusement mangé, bu plus d'une fois outre-mesure, et monté souvent à cheval.

*Réflexions.* — J'aime à citer cette observation pour plusieurs motifs ; et d'abord, par cela même qu'elle a été recueillie par tout autre que

---

(2) Cette observation m'a été communiquée par M. Ducel.

moi, elle semble avoir plus de valeur. En outre, on aura sans doute remarqué que lorsque les injections ont été prescrites, la maladie était encore toute récente, et néanmoins les injections n'en ont pas moins réussi. L'acétate de plomb et le sulfate d'alumine avaient été essayés en vain pendant plusieurs jours, et il n'a fallu qu'une seule injection avec le nitrate d'argent cristallisé pour faire disparaître l'écoulement. Cette dernière substance aurait-elle quelque chose de spécial contre la gonorrhée ?

Enfin, malgré le genre de vie du malade et les écarts de régime auxquels il s'est livré, la guérison n'en a pas moins été solide. C'est là, du reste, ce que j'ai pu constater chez plusieurs sujets que j'ai gardés à dessein dans l'hôpital, après la cessation complète de la blennorrhagie.

### Cinquième Observation.

*Blennorrhagie : injections avec l'extrait de saturne (acétate de plomb), inflammation, rétention d'urine. Entrée à l'hôpital St-Éloi : moyens antiphlogistiques, opiat balsamique, l'écoulement augmente ; injections avec le nitrate d'argent cristallisé, guérison.*

Le nommé Barré, grenadier au 34e régiment de ligne, âgé de 27 ans, d'un tempérament bilioso-sanguin, eut, en mars 1834, une blennorrhagie qui disparut au bout de quarante-six jours par l'usage des balsamiques. Vers le mois d'août de la même année, il contracta une nouvelle blennorrhagie, à laquelle il opposa les mêmes moyens, mais vainement. Il crut alors devoir faire usage des injections avec l'extrait de saturne légèrement étendu d'eau; mais il en résulta une inflammation tellement vive du canal, qu'il y eut rétention d'urine. Il se rendit dès ce moment à l'hôpital d'Alais, d'où il fut bientôt expédié sur l'Hôtel-Dieu de Montpellier, où il entra le 16 septembre 1834.

Je commençai d'abord par prescrire le repos, la diète, les bains et l'application d'un grand nombre de sangsues au périnée. Après la chute des accidens inflammatoires, je fis usage de l'opiat balsamique durant un mois environ, et pourtant l'écoulement, loin de diminuer, parut, au contraire, s'accroître. C'est alors seulement que j'ordonnai les injections avec le nitrate d'argent: c'était le 19 novembre 1834.

On n'en pratiqua d'abord qu'une par jour, qui donna lieu à une légère cuisson dans le canal, et suspendit presque à l'instant l'écoulement. Bientôt, on les répéta matin et soir, et l'écoulement reparut, mais à un très-faible degré. On insista sur l'administration du remède, et l'écoulement tarit de nouveau. Le malade fut mis en observation pendant plusieurs jours, et dès le 1$^{er}$ décembre, il put se mettre en route pour aller rejoindre son corps.

*Réflexions.* — Ce fait trouve naturellement sa place à la suite du précédent : il existe toutefois cette différence entre l'un et l'autre, que, dans le premier cas, les injections que l'on a faites avec le sulfate d'alumine et de potasse, ont été seulement inefficaces ; tandis que, dans ce dernier, celles avec l'acétate de plomb presque pur, ont causé une urétrite tellement intense, qu'il y a eu rétention d'urine. Voilà précisément ce qu'il faut éviter, à moins d'encourir, à juste titre, les reproches que l'on adresse journellement aux injections.

Quoique, lorsque le malade est arrivé à l'hôpital, l'inflammation de l'urètre eût beaucoup diminué, je me suis bien gardé de le soumettre de suite aux injections. Ce n'est que deux mois plus tard, et après avoir vu les moyens anti-phlogistiques et les balsamiques échouer, que je me suis décidé à faire usage du nitrate d'argent ; encore n'ai-je prescrit, dans le commencement, qu'une seule injection. C'est ainsi que je me suis mis à l'abri de toute espèce d'accident, et que j'ai eu la satisfaction d'ajouter un succès de plus à ceux que j'avais déjà obtenus.

## Sixième Observation.

*Blennorrhagie traitée pendant un mois et demi par le baume de copahu ; engorgement du testicule gauche : traitement anti-phlogistique ; usage infructueux de l'opiat balsamique ; administration à l'intérieur de l'extrait de douce-amère ; vésicatoire : l'écoulement persiste. Injections avec le nitrate d'argent ; le malade guérit en peu de jours.*

Dupuy, soldat au 33e régiment de ligne, âgé de 33 ans, d'un tempérament bilioso-sanguin, eut en 1832, à Paris, une blennorrhagie dont il se guérit à la faveur de tisanes émollientes et du baume de copahu. Vers les derniers jours de juillet 1834, il en contracta une seconde, pour laquelle il subit, en ville, un traitement particulier pendant un mois et demi ; mais le testicule gauche s'étant engorgé, Dupuy se vit dans l'obligation d'entrer à St-Éloi, le 25 août 1834.

L'emploi des anti-phlogistiques suffit pour faire disparaître l'orchite ; mais ce fut en vain que je donnai l'opiat balsamique, la blennorrhagie persistait toujours. Une dartre que portait le malade à la région poplitée, put me faire croire un instant que l'écoulement était entretenu par le vice herpétique, et j'eus alors recours à l'usage des sudorifiques et des bains hydro-sulfureux. La dartre ayant résisté à ce mode de médication, et l'écoulement n'ayant point disparu, je me décidai à faire subir au malade un traitement anti-vénérien (le sublimé en pilules) : la dartre disparut en effet, mais l'écoulement existait encore.

Je prescrivis alors les injections avec le nitrate d'argent ; et quoique le malade, en les faisant, eût ressenti dans le canal un peu plus de douleur que d'ordinaire, dès la quatrième injection l'écoulement avait cessé. Le malade sortit de l'hôpital, six jours après.

*Réflexions.* — Ici la maladie se présente sous une forme plus compliquée : il y a eu à la fois orchite et blennorrhagie, que j'ai combattues par les saignées et les balsamiques. L'écoulement ne cédant pas, j'ai cru un moment à l'existence d'un vice herpétique, et plus tard à celle d'un vice vénérien. Le sublimé (deuto-chlorure de mercure), donné à l'intérieur (1), a fait dispa-

---

(1) Je ne saurais trop recommander aux médecins qui administrent le sublimé à l'intérieur, de suivre la formule suivante:

♃ Sublimé corrosif. . . . ℥ X.

Dissolvez dans *s. q.* d'eau distillée, et incorporez dans *s. q.* d'amidon, afin que le mélange soit exact, pour 100 pilules.

Il convient aussi que ces pilules ne soient pas pré-

raître la dartre, mais l'écoulement n'en était pas moins tenace, et il n'y a eu que les injections avec le nitrate d'argent qui aient pu en triompher. Or, il y a tout lieu de croire que l'écoulement était réellement vénérien; et si le mercure, qui a été pris en pilules, n'a pas mis un terme à la blennorrhagie, c'est qu'il existait probablement, dans un point de la muqueuse génito-urinaire, un état morbide, que des applications locales pouvaient seules effacer.

N'oubliez pas que, cette fois-ci encore, malgré le peu d'ancienneté de la maladie et la disparition toute récente de l'orchite, les injections n'ont produit aucune espèce d'accident; et par quelle fatalité veut-on que des injections aussi innocentes occasiónent des coarctations de l'urètre? N'est-ce pas admettre presque un effet sans cause?

---

parées trop long-temps à l'avance, sans quoi elles se durcissent, et séjournent dans l'estomac sans y être digérées. J'ai vu déjà trois cas d'empoisonnement produits par cette cause. Le malade n'a été guéri, qu'en vomissant un très-grand nombre de pilules.

## Septième Observation.

*Blennorrhagie existant depuis trois mois, avec un engorgement du testicule droit : saignée, sangsues, bains, potion de Chopart. Injections avec le nitrate d'argent, guérison.*

Stutz, canonnier au 13e régiment d'artillerie, âgé de 27 ans, d'un tempérament sanguin, eut, en 1830, à la couronne du gland, des chancres qui cédèrent à un traitement local. En 1834, il contracta de nouveaux chancres et une blennorrhagie qui l'obligèrent d'entrer à Saint-Éloi, où il fut traité par le cyanure de mercure, et guéri des ulcérations qu'il avait à la verge ; mais le malade sortit, quoique ayant encore un écoulement par l'urètre.

Peu de temps après, l'écoulement ayant augmenté, et s'étant même compliqué d'un engorgement du testicule droit, Stutz revint à l'hôpital où il fut soumis à un traitement anti-phlogistique, et plus tard à l'usage de la potion de Chopart. L'orchite étant dissipée, et l'écoulement persistant, quoique sans douleur, on prescrivit une première injection avec le nitrate d'argent. L'écoulement devint moins épais ; mais le malade éprouva une vive cuisson dans le canal. Le 21 octobre, c'est-à-dire, dès la troisième injection ; Stutz se dit entièrement guéri. On continua cependant encore quelques jours l'usage du même remède, et le malade sortit de l'hôpital le 29, dans un état de santé parfaite.

*Réflexions.* — Voici un nouveau fait qui prouve que, malgré la guérison toute récente de l'orchite, les injections avec le nitrate d'argent ont pu être administrées avec succès. Cette fois-ci, il est vrai, le malade a éprouvé une vive cuisson dans le canal de l'urètre. Mais, qu'est-ce que ce symptôme, à côté des douleurs déchirantes qui accompagnent si souvent la blennorrhagie ? Puisque vous craignez tant les conséquences de l'inflammation de la muqueuse urétrale à l'occasion des injections, dites donc en quoi ce mode inflammatoire diffère de celui qui est propre à la blennorrhagie ; faites voir surtout comment on peut garder sans inconvénient des blennorrhagies durant des années entières, tandis qu'il suffit de faire une ou deux injections tant soit peu irritantes, pour provoquer un ou plusieurs rétrécissemens ? Jusque-là je m'inscris en faux contre tout ce qui a été dit et écrit à ce sujet.

## Huitième Observation.

*Blennorrhagie, orchite: injections avec le nitrate d'argent, guérison de l'écoulement, sans augmentation aucune dans le volume du testicule. Un mois après, le malade est encore à l'hôpital, et l'écoulement n'a pas reparu.*

Calmés, soldat au 59e régiment de ligne, âgé de 24 ans, d'une constitution robuste, contracta pour la première fois une blennorrhagie, vers le mois de mars 1835. Il ne fit rien pour se guérir, jusqu'au moment où il lui survint un orchite du côté gauche, qui l'obligea d'entrer à St-Éloi, le 2 mai de la même année.

Comme l'inflammation du testicule n'était pas très-vive, et que, d'ailleurs, l'écoulement était légèrement séreux et sans douleur, je prescrivis de prime-abord les injections avec le nitrate d'argent, matin et soir. A peine le malade éprouva-t-il un léger picotement dans le canal, si ce n'est à la troisième, ce qui n'empêcha pas l'écoulement d'être tari dès le lendemain. Le testicule affecté n'augmenta ni ne diminua de volume. Les injections furent encore continuées pendant trois jours.

Plus de trois semaines après, Calmés était encore à l'hôpital, bien que l'engorgement du testicule fût à peu près dissipé en entier.

Ce qu'il y a surtout de remarquable . c'est que l'écoulement n'avait pas reparu.

*Réflexions.* — Si l'on pouvait douter encore de l'innocuité des injections avec le nitrate d'argent, telles que je les propose, le fait que l'on vient de lire devrait donner, à cet égard, toute espèce de sécurité; car, dans ce cas, j'ai pu les administrer presque immédiatement après l'entrée du malade à l'hôpital, et sans les faire précéder d'aucun autre moyen. Cependant, trois injections ont été suffisantes pour arrêter à jamais l'écoulement.

Parmi les faits que j'ai cités jusqu'ici, on aura pu s'apercevoir que je me suis attaché à rapporter des observations relatives à des blennorrhagies dont les unes étaient anciennes et les autres récentes : toutefois, on aurait tort de donner à ces mots une signification autre que celle qu'ils ont, et de conclure, par exemple, que les injections avec le nitrate d'argent sont également applicables aux blennorrhagies aiguës et aux blennorrhagies, chroniques ; le degré d'acuité d'une maladie ne se mesure pas seulement d'après sa durée.

« Beaucoup de praticiens considèrent comme chroniques , a dit avec raison le professeur Lallemand, toutes les blennorrhagies qui se prolongent au-delà de trente à quarante jours. Cette manière de penser est erronée, puisqu'on voit quelquefois, au bout d'un laps de temps plus long, ces affections présenter encore des caractères aigus, de quelque manière qu'elles aient débuté. Il ne faut donc pas se laisser guider dans les indications thérapeutiques, par le temps qui s'est écoulé depuis le début de la maladie ; mais bien par l'état actuel de l'économie, et surtout des organes affectés (1). »

Enfin, il est utile de ne pas perdre de vue que dans tous les cas ci-dessus rapportés, et dans plusieurs autres que j'aurais pu y joindre, l'écoulement a toujours tari comme *par dessèchement*, et sans aucun phénomène local, ostensible ; c'est ce que l'on observe, en général, dans les écoulemens anciens et séreux. Mais les choses ne se passent pas toujours d'une manière aussi simple.

### Neuvième Observation.

*Blennorrhagie de trois ans de date. Injections avec le nitrate d'argent, augmentation de l'écoulement. Suspension du remède. Nouvel emploi des mêmes injections, guérison.*

Parsonneau, sergent au 24^e^ régiment de ligne, âgé de 27 ans, d'un tempérament sanguin,

(1) *Cliniq. chirurg. du professeur Lallemand*, par MM. Verdier et Marchal ; 1.^re^ livrais., pag. 21.

vint à Saint-Éloi, le 27 novembre 1834, pour s'y faire traiter d'une blennorrhagie qu'il portait depuis environ trois ans. Quoique la maladie fût très-ancienne, et l'écoulement médiocre et peu opaque, il existait néanmoins de la douleur dans le canal ; aussi j'eus le soin de laisser reposer le malade, et de prescrire l'usage des bains et l'application de douze sangsues au périnée.

Dès que les symptômes inflammatoires furent tombés, Parsonneau fut soumis aux injections avec le nitrate d'argent ; mais l'écoulement ayant augmenté, et la douleur du canal étant devenue plus vive, je suspendis le remède pendant trois jours. Il suffit du repos et de quelques bains, pour faire cesser la douleur.

Les injections ayant été reprises immédiatement après, n'eurent plus cette fois-là le même inconvénient. Au bout de trois jours de leur emploi, matin et soir, le malade fut radicalement guéri le 7 décembre ; il ne sortit de l'hôpital, que le 17 du même mois.

*Réflexions.* — Quoique, dans ce cas-ci, la maladie datât de trois ans, j'ai pensé qu'il convenait de me conduire tout autrement que dans celle de Calmés, qui existait à peine depuis trois mois, et je m'en suis bien trouvé. J'avais donc raison de dire que le degré d'acuité ou de chronicité d'une blennorrhagie, ne se mesurait pas seulement d'après sa durée. Toutefois, comme la douleur était à peine éteinte, lorsque les premières injections ont été faites, l'écoulement a augmenté, et il a fallu renoncer momentanément à ce mode de médication. Quelques jours après, le malade a été soumis de nouveau au même moyen, et cette fois, la guérison a eu lieu dès le troisième jour. Les injections peuvent donc agir de deux manières bien distinctes, tantôt en supprimant l'écoulement presque sur-le-champ, et tantôt en l'augmentant légèrement pour le faire cesser bientôt après.

Plusieurs malades ont aussi observé qu'après la seconde ou troisième injection, et ordinairement au bout de deux heures environ, il sortait par le canal un flocon de matière blanchâtre, qui semble annoncer la disparition prochaine de l'écoulement.

Jaloux de savoir ce que pouvait être cette espèce de bourbillon, que quelques personnes mal avisées ou prévenues avaient considéré comme une escarre gangréneuse, j'ai mis de la matière blennorrhagique en contact avec une solution de nitrate d'argent dans les proportions connues, et j'ai vu qu'il se formait presque aussitôt un précipité jaunâtre, floconneux, parfaitement analogue au bourbillon que plusieurs malades avaient recueilli; c'était l'humeur blennorrhagique coagulée par l'action du sel à base d'argent. Il est presque inutile d'ajouter que, si ce bourbillon était le produit d'une escarre gangréneuse, son expulsion serait précédée ou suivie de symptômes que je n'ai jamais observés.

### Dixième Observation.

*Blennorrhagie de seize mois avec écoulement séreux et sans douleurs. Injections avec le nitrate d'argent, augmentation de l'écoulement. Suspension du remède. Nouvelles injections, même accident. Suspension absolue du moyen, repos; guérison solide.*

Dat, soldat au 26e régiment de ligne, âgé de 27 ans, contracta vers le mois de décembre 1833, une blennorrhagie qui fut toujours d'une bénignité telle qu'il ne dut jamais se priver de rien. Cependant, voulant enfin guérir, il entra à l'Hôtel-Dieu de Montpellier, le 29 mai 1835. L'écoulement était clair, peu abondant et sans douleur : aussi, m'empressai-je à prescrire les injections avec le nitrate d'argent. A la cinquième, le malade éprouva une douleur si vive dans tout le trajet du canal et particulièrement vers la fosse naviculaire, qu'il fallut suspendre le remède. Je revins cependant à son usage dix jours après, et cette fois encore, je me vis réduit à la nécessité d'y renoncer. Toutefois, à mesure que l'on s'éloigne du jour où la dernière injection a été faite, l'écoulement diminue en devenant de plus en plus séreux, et finit par disparaître.

Afin d'avoir à ce sujet toutes les garanties possibles je retins le malade à l'hôpital encore plus de quinze jours, au bout desquels il sortit parfaitement guéri.

*Réflexions.* — Cette observation ne démontre-t-elle pas jusqu'à l'évidence, qu'une méthode de traitement, quelque bonne qu'elle soit, ne réussit pas toujours également? S'il est un cas, en effet, dans lequel les injections avec le nitrate d'argent eussent dû avoir de bons résultats, c'est celui où la maladie étant ancienne, l'écoulement était clair, peu abondant et sans douleur; et cependant, dès la cinquième injection, Dat a éprouvé une douleur si vive dans le canal, que j'ai jugé à propos de suspendre sur-le-champ le remède. Dix jours après, les injections ont été de nouveau administrées, et la douleur du canal a reparu; mais, voilà tout : il n'a fallu employer ni saignées, ni sangsues, et le malade a guéri en peu de jours.

Alors même que les injections augmenteraient quelquefois l'écoulement, il ne faut donc pas renoncer entièrement à en faire usage. Les accidens auxquels donne lieu la cautérisation du canal, sont bien autrement graves, et la cautérisation n'en est pas moins un moyen puissant pour arrêter les écoulemens les plus invétérés. Ne croyez pas néanmoins qu'il soit indifférent d'avoir recours à l'un ou à l'autre de ces deux modes opératoires. Je vais vous dire à cet égard tout ce que je pense.

Ayant eu l'occasion de traiter en ville ou à l'hôpital, et dans un court espace de temps, un très-grand nombre de blennorrhagies par l'une et l'autre méthode, je suis loin de contester les avantages que la cautérisation peut avoir dans certains cas. J'aime même à reconnaître que mon honorable collègue, M. Lallemand, a rendu un vrai service à la science, en proclamant, le premier, les heureux effets de ce nouveau moyen thérapeutique. Mais, la cautérisation du canal de l'urètre sera toujours une opération délicate, et hors de la portée de beaucoup de chirurgiens; d'une autre part, bien des malades craignent ou refusent même de s'y soumettre, et peut-être avec quelque raison; car elle est toujours douloureuse, et souvent accompagnée de fièvre, de dysurie, d'orchite ou de pissement de sang. J'ai vu des malades dont la vie a été mise en danger, par l'ébranlement nerveux que cette opération avait provoqué. Tels sont même les principaux motifs qui m'ont engagé d'abord à recourir aux injections.

Or, qui ne voit qu'en me servant du nitrate d'argent sous cette dernière forme, j'obtiens, à très-peu de chose près, tous les avantages de la cautérisation, sans en avoir les inconvéniens ? Et, en effet, les *injections n'offrent aucune difficulté dans leur application ; elles sont toujours sans douleur, et font cesser l'écoulement bien plus vite que la cautérisation.* Car, il y a cette différence dans le mode d'action de l'un et de l'autre moyen, que la cautérisation guérit toujours en réveillant la phlogose, et substituant une inflammation aiguë à une inflammation chronique, tandis que, par les injections, on met le plus souvent un terme à la blennorrhée, en modifiant simplement la sensibilité des parties malades, et suspendant ainsi la sécrétion morbide de la muqueuse urétrale.

Que l'on ne me reproche pas qu'en injectant une solution de nitrate d'argent jusque dans la vessie, on ait l'inconvénient d'agir sur des organes qui ne sont pas malades. J'ai déjà répondu à cette objection. Est-on d'ailleurs bien sûr, en cautérisant la portion prostatique de l'urètre, d'atteindre toujours le siége du mal ? Je ne le pense pas. Au reste, le professeur Lallemand lui-même qui, dans le principe, recommandait de cautériser cette partie du canal, en est venu ensuite à retirer la sonde porte-caustique, en lui faisant décrire des arcs de cercle dans tous les sens, de manière à *barbouiller*, pour me servir de ses expressions, toute la longueur du conduit urinaire. Sans doute qu'il s'était aperçu, déjà bien des fois, que la cautérisation de la portion prostatique était insuffisante.

Je vais plus loin : je soutiens qu'alors même que l'on voudrait ne cautériser qu'un point déterminé du canal, la chose est impossible ; j'en ai donné la preuve presque en commençant.

Enfin, puisque les injections sont susceptibles de remplacer, dans bien des cas, la cautérisation, pourquoi ne pas appliquer d'abord le moyen le plus simple? N'alléguez pas la fréquence des dégénérations fongueuses ou des ulcères de la muqueuse urétrale, à l'occasion des blennorrhagies, et par suite, l'inefficacité des injections. Les faits sont là pour prouver le contraire. Outre que j'ai pu constater la chose sur le cadavre, l'exploration directe du canal par la sonde, pendant la vie des malades, m'a mis souvent à même de m'en assurer. Sur plus de deux cents sujets que j'ai traités par les injections, dans l'espace de quinze mois, à peine en ai-je vu huit à dix chez lesquels la maladie ait résisté à ce mode de médication; et, chez tous ces derniers, j'ai trouvé tantôt un ou plusieurs ulcères dans le canal, tantôt un rétrécissement, et tantôt un état fongueux de la portion prostatique de l'urètre.

Que déduire de toutes ces observations? Que si les transformations de la muqueuse urétrale étaient aussi fréquentes que ce que l'on prétend, mes injections auraient dû échouer bien plus souvent; car, je ne crains pas de le déclarer, elles n'exercent sur le canal qu'une action très-faible. C'est même là ce qui doit leur faire accorder la préférence sur la cautérisation.

Que ne dirait-on pas contre les injections, si leur emploi était suivi des accidens que ne manque guère de provoquer l'application de la sonde porte-caustique? Aussi, je me plais à le répéter : ce qui m'a surtout séduit dans l'usage des injections avec le nitrate d'argent cristallisé, c'est moins l'efficacité du remède, que son innocuité.

Qu'il me soit permis, à propos de la cautérisation, de faire part de quelques autres remarques que l'étude de la blennorrhagie m'a mis à même de faire, relativement à l'application de ce moyen aux rétrécissemens de l'urètre.

On a dit et répété bien souvent, que la plupart des coarctations étaient dues à un état d'endurcissement de la membrane génito-urinaire, que l'on pourrait comparer, jusqu'à un certain point, aux excroissances verruqueuses de la peau, d'où l'on a conclu que l'on pouvait les attaquer par le caustique, sans faire subir, par le fait, aucune déperdition de substance à la portion correspondante de la muqueuse.

La comparaison est fort ingénieuse, mais elle me semble en général peu exacte. Je n'entends pas nier d'une manière explicite ce que des écrivains recommandables disent avoir vu; mais, les faits que j'ai observés moi-même, et ceux qui m'ont été communiqués par mes honorables collègues, les professeurs Dubrueil et Delmas, m'autorisent à considérer ces prétendus endurcissemens de la muqueuse comme très-rares (1).

---

(1) Dans le livre de Morgagni, *De sedibus et causis morborum*, si instructif à tous égards, nous trouvons les observations de plusieurs dissections de cadavres d'hommes, qui, durant leur vie, avaient essuyé plusieurs blennorrhagies. *Dans un grand nombre, on n'a pas même trouvé la moindre cicatrice à l'urètre;* on a vu dans ceux qui étaient morts, après avoir beaucoup souffert des suites de cette maladie, des rétrécissemens d'une ou de plusieurs parties de l'urètre, *plus rarement des excroissances ou protu-*

J'ai été moi-même assez favorisé par les circonstances, pour examiner à loisir le canal de l'urètre de plusieurs individus morts avec des rétrécissemens, et j'ai toujours vu que la coarctation était produite par l'endurcissement du tissu cellulaire sous-muqueux, et non par celui de la membrane génito-urinaire. Long-temps aussi on a parlé de l'épaississement des séreuses à l'occasion de l'arachnitis, de la pleurésie et de la péritonite, et l'on est aujourd'hui venu à reconnaître que ce que l'on avait pris pour un épaississement du tissu normal, était dû, soit à l'engorgement du tissu cellulaire sous-séreux, soit à la formation de quelque pseudo-membrane (1).

---

*bérances de ce* canal, quelquefois des ulcères, des cicatrices d'anciens ulcères, etc. (Cité par Swédiaur, *oper. citato*, tom. I, pag. 130.)

(1) Quelques médecins regardent l'épaississement de la plèvre comme un effet assez ordinaire de son inflammation. Ce caractère ne m'a jamais paru bien évident, et il est certain que, dans la plupart des cas, où l'on a cru trouver cette disposition, on a pris pour un épaississement, des tubercules miliaires très-nombreux, développés à la surface interne ou externe de la plèvre, des incrustations cartilagineuses placées entre cette membrane et les parties qu'elle revêt, ou de fausses membranes plus ou moins

Il est une autre cause d'erreur dont on n'a pas assez tenu compte dans l'appréciation des lésions que l'on rapporte assez volontiers aux rétrécissemens ; ce sont ces noyaux inflammatoires qui se développent dans l'épaisseur de la portion spongieuse du canal, et auxquels on a donné le nom de phlegmons sous-muqueux (1). Soit que l'abcès s'ouvre en dehors ou en dedans du canal,

---

denses, intimément adhérentes à sa surface interne. (Laennec, *Traité de l'auscultation médiate*, tom. II, p. 285, 3e édit.)

(1) Souvent, en promenant le doigt sur la surface inférieure de l'urètre, derrière le scrotum et le long de la verge, on découvre des espèces de tubercules dont le volume ne dépasse guère, en général, celui de la tête d'une épingle, mais qui sont quelquefois beaucoup plus gros. La plupart des auteurs les considèrent comme des follicules mucipares de l'urètre, dont la phlegmasie a resserré les orifices, de manière que le liquide sécrété par leurs parois s'amasse dans leur intérieur. Jusqu'à ce que l'anatomie pathologique ait prononcé à cet égard, il paraîtra peut-être plus exact de voir en eux de petits phlegmons du tissu cellulaire sous-muqueux. Quoi qu'il en soit, l'inflammation dont ces nodosités sont le foyer, peut être plus ou moins vive, et se terminer de diverses manières. (Jourdan, *Traité complet des maladies vénériennes*, 1.re partie, pag. 35.)

il s'ensuit presque toujours un état de crispation de la surface suppurante, qui a souvent pour résultat définitif la déformation du conduit génito-urinaire. Mais est-ce là un rétrécissement dans le sens que l'on attache à ce mot ?

Supposons maintenant que, dans ces divers cas, on cherche à remédier au mal par la cautérisation, comment arriver jusqu'à l'obstacle, sans sacrifier d'abord la portion de la muqueuse qui le recouvre ? De là, des coarctations secondaires, telles qu'on en observe tous les jours ; car, ce temps est déjà loin de nous, où l'on croyait pouvoir se promettre de guérir radicalement tous les rétrécissemens de l'urètre par la cautérisation. Il n'est pas jusqu'aux plus zélés partisans de cette méthode, qui ne commencent à en convenir, et nous touchons peut-être au moment où il faudra bien confesser aussi qu'il existe des rétrécissemens fort opiniâtres que la cautérisation seule a produits. J'ai traité pour mon compte, plusieurs malades qui, après avoir été soignés par les premiers praticiens de France, ont vu leurs rétrécissemens s'accroître en raison directe du nombre des cautérisations qu'ils avaient subies.

Il en est de cette partie de la méthode de Ducamp, comme de son porte-empreinte : en théorie, le moyen est excellent, et d'une précision admirable ; en pratique, le prestige tombe, et la difficulté renaît. Que de choses il y aurait à dire sur cette matière !

Faudra-t-il donc renoncer à jamais à la cautérisation ? Non ; mais il serait à désirer, tant dans l'intérêt des malades que dans celui de l'art, que l'on étudiât avec un peu plus de soin la nature des altérations diverses que l'on désigne d'une manière assez vague sous le nom de rétrécissement. Ce n'est pas la position, le nombre, la forme, ni la la longueur de la coarctation qu'il importe le plus de connaître ; c'est le genre de transformation que les tissus ont éprouvé, c'est le mode d'action du moyen thérapeutique mis en usage. Alors seulement, il sera possible de donner la raison de bien des faits qui, jusqu'à ce jour, ont paru inexplicables. Alors aussi on saura dire pourquoi la cautérisation convient dans tel cas, et non pas dans tel autre.

Mais, c'en est déjà trop sur ce point ; revenons à notre sujet.

Je disais en parlant de la cautérisation appliquée au traitement des écoulemens chroniques de l'urètre, qu'il était quelques circonstances dans lesquelles ce mode de médication pouvait être utile, et l'emporter même sur les injections : en voici la preuve.

## Onzième Observation.

*Blennorrhagie chronique co-existant avec un rétrécissement de l'urètre : cautérisation du point rétréci, guérison de l'écoulement. Le malade est obligé d'introduire, de temps à autre, une sonde pour s'opposer à la reproduction du rétrécissement.*

M. ***, officier au 26$^{e}$ régiment de ligne, âgé de 34 ans, d'un tempérament bilioso-nerveux, ayant eu, de 1824 à 1835, six à sept blennorrhagies et plusieurs autres symptômes syphilitiques, pour lesquels il avait toujours subi un traitement régulier, fut obligé d'entrer à S$^{t}$-Éloi, le 16 avril 1835, pour une hydarthrose qu'il portait à l'articulation tibio-fémorale gauche; cette dernière était accompagnée de douleurs dans presque tous les membres.

Le professeur Lallemand, alors de service, jugea à propos d'avoir recours au tartre stibié à haute dose, et parut même en retirer de bons effets; peu de temps après, le malade ayant été confié à mes soins, me parla surtout d'un écoulement chronique de l'urètre, qu'il faisait remonter à plus d'un an de date. Je n'eus rien de plus empressé que d'explorer le canal, et je reconnus à l'instant la présence d'un rétrécissement dans le point correspondant à la portion membraneuse. Une cautérisation avec la sonde porte-caustique fut pratiquée sur-le-champ, et dès que les escarres tombèrent, je cherchai à maintenir la dilatation du canal à l'aide d'une sonde, que le malade gardait une ou deux heures, chaque matin.

Ce mode de traitement suffit pour mettre fin à l'écoulement, et effacer au moins provisoirement la coarctation. Le malade se rendit ensuite aux bains de Balaruc, qui apportèrent un grand soulagement à ses douleurs, et qui rendirent beaucoup plus libre le jeu de l'articulation, qui avait été primitivement le siége de l'hydarthrose.

*Réflexions.* — Encore un fait qui montre que les blennorrhagies fréquentes et prolongées sont la cause la plus commune des coarctations de l'urètre. Mais ces coarctations peuvent aussi à leur tour donner lieu à des écoulemens. Eh bien ! voilà un des cas dans lesquels la cautérisation présente, selon moi, de grands avantages sur les injections ; car il ne s'agit moins ici de modifier la sensibilité des parties malades, que de détruire l'obstacle qui, en s'opposant au cours de l'urine, entretient une inflammation chronique dans le canal. Aussi, qu'ai-je fait en abordant le malade ? J'ai exploré le conduit génito-urinaire, et dès que j'ai eu la certitude qu'il existait une coarctation déjà ancienne, j'ai renoncé à l'idée de faire usage des injections.

### Douzième Observation.

*Blennorrhagie traitée inutilement par la potion de Chopart et l'opiat balsamique; inefficacité des injections avec le nitrate d'argent : guérison par la cautérisation de la portion prostatique de l'urètre.*

Soucasse, soldat au 21e régiment de ligne, âgé de 24 ans, d'une bonne constitution, entré à St-Éloi, le 6 mai 1835, portait une blennorrhagie simple, depuis environ dix jours. L'écoulement étant peu abondant et l'inflammation peu vive, je ne tardai pas à prescrire la potion de Chopart, qui fut sans effet; il en fut de même du baume de copahu et de l'opiat balsamique, auxquels j'eus successivement recours.

Dès le mois de juillet, je crus pouvoir en venir à l'usage des injections avec le nitrate d'argent, et l'on en fit jusqu'à cinq, dans l'espace de trois jours. J'y renonçai bientôt, car elles furent suivies d'une augmentation notable dans la sensibilité du canal, et de l'issue de quelques gouttes de sang. J'employai alors de nouveau l'opiat balsamique, mais encore sans résultat.

Enfin, la maladie ayant résisté jusque-là à tous les moyens mis en usage, je voulus m'assurer, à l'aide de la sonde, de l'état des parties, et je reconnus, dans le point correspondant à la portion prostatique de l'urètre, un état fongueux de la muqueuse. La cautérisation est pratiquée sur-le-champ. Le lendemain, le malade a de la fièvre, les urines ne sortent qu'avec douleur, et l'écoulement a non-seulement augmenté de beaucoup, mais il est de plus sanguinolent. La diète, le repos, les bains, les tisanes émollientes et quelques sangsues au périnée, arrêtent enfin l'inflammation, et dès le huitième jour, les symptômes vont en diminuant. L'écoulement devient aussi de plus en plus séreux et moins abondant, et le malade sort guéri vers le commencement du mois de septembre, c'est-à-dire, après environ quatre mois de séjour à l'hôpital.

*Réflexions.* — Si le malade a long-temps séjourné à l'hôpital, la faute n'en est pas à la cautérisation, qui a été seulement employée en dernier lieu, mais bien aux balsamiques et même aux injections, qui cette fois ont produit quelques accidens, bien faibles, il est vrai. La raison de la préférence à accorder à la cautérisation, dans cette circonstance, est donc facile à saisir.

Il en sera de même, lorsque l'écoulement est

entretenu par la présence d'une ou de plusieurs ulcérations dans le canal, ce qui est en général assez aisé à reconnaître ; les symptômes les plus remarquables qui indiquent quelque ulcère dans l'urètre, sont : 1° la matière teinte de filets de sang, ou la sortie du sang pur, pendant la blennorrhagie, mais plus particulièrement après que la violence de l'inflammation est tombée ; 2° l'écoulement d'une matière vraiment purulente ou ichoreuse, mêlée avec le mucus en plus ou moins grande quantité ; 3° une douleur circonscrite dans une partie de l'urètre, qui devient plus sensible lorsqu'on introduit une bougie, ou qu'on presse l'urètre à l'endroit qui en est le siége ; 4° une douleur aiguë dans un point particulier de l'urètre, surtout au moment du passage de la dernière goutte d'urine, ou lors de l'émission de la semence (1). Les élèves qui suivent mes visites, m'ont toujours vu, dans ces cas, préférer la cautérisation aux injections, et cela doit être.

Que l'on ne se prévale pas cependant de ces faits, pour dire que la cautérisation est un moyen bien plus puissant que celui que je propose, puisqu'elle guérit les écoulemens qui ont déjà résisté

---

(1) Swédiaur; *Traité des maladies syphilitiques*, tom. I, pag. 205.

aux injections ; car je puis, de mon côté, citer aussi l'observation de quelques malades, chez lesquels les injections ont mis fin à des blennorrhagies, que la cautérisation n'avait fait qu'exaspérer.

## Treizième Observation.

*Blennorrhagie chronique : cautérisation de la portion prostatique, accidens inflammatoires ; l'écoulement persiste. Injections avec le nitrate d'argent, guérison.*

Gay, soldat au 33e régiment de ligne, âgé de 34 ans, d'un tempérament éminemment sanguin, portait, depuis environ un an, une blennorrhagie à laquelle il avait opposé, dans le principe, un traitement à la fois anti-phlogistique et balsamique, qui n'avait eu aucun effet, lorsqu'il entra à St-Éloi, le 7 octobre 1834.

Après l'usage préalable de quelques nouveaux moyens, toujours insuffisans, Gay fut soumis à la cautérisation de la portion prostatique de l'urètre ; c'est moi même qui la pratiquai. Cette opération fut bientôt suivie d'hématurie, de fièvre et de rétention d'urine. Aussi fallut-il employer un traitement anti-phlogistique très-énergique.

Un mois et demi s'était écoulé, et la blennorrhagie persistait encore, mais sans douleur. Les injections avec le nitrate d'argent furent dès-lors mises en usage, et sans occasioner le moindre accident. Les deux premières suffirent pour arrêter l'écoulement ; cependant on en fit encore une dizaine. La guérison paraissant de plus en plus solide, Gay se rendit sous les drapeaux.

*Réflexions.* — Quoique la blennorrhagie fût ancienne, et que tout donnât lieu de penser que la muqueuse de l'urètre avait déjà passé à l'état fongueux, la cautérisation n'a pas donné le résultat que j'étais en droit d'en attendre. Ce moyen est donc susceptible d'échouer, tout comme les injections ; mais ce que les injections ne produisent pas, et ce qui est presque inséparable de la cautérisation, ce sont la douleur, l'hématurie, la fièvre, et autres symptômes que Gay lui-même a offerts. On me dira peut-être que les injections n'ont fait qu'achever ici une guérison déjà bien avancée ; mais, il y avait près de deux mois que la cautérisation avait été pratiquée, lorsque j'ai eu recours aux injections. Ne pourrait-on pas, d'ailleurs, retourner l'argument, et l'appliquer aux faits que j'ai cités en faveur de la cautérisation ?

## Quatorzième Observation.

*Blennorrhagie chronique: application de sangsues, opiat balsamique, térébenthine; l'écoulement persiste. Deux cautérisations tout près de la fosse naviculaire; accidens à la suite de l'emploi de ce dernier moyen. Injections avec le nitrate d'argent, aucun accident; guérison en quatre jours.*

Chapelon, soldat au 2e léger, âgé de 28 ans, d'un tempérament lymphatico-sanguin, eut, en avril 1834, une blennorrhagie qu'il négligea complétement, à cause de son peu d'intensité. Néanmoins, arrivé à l'époque de son congé, le 27 septembre de la même année, et sentant le besoin de se débarrasser de sa maladie avant de rentrer dans ses foyers, il se rendit à St-Éloi, pour y recevoir des soins.

L'écoulement peu considérable était d'une couleur jaune foncée, et provenait évidemment d'un point du canal voisin de la fosse naviculaire. (Application de dix sangsues; bain général; tisane d'orge émulsionnée.) Peu de jours après, administration de l'opiat balsamique d'abord, puis de la térébenthine en pilules. L'écoulement persiste au même degré. Comme le siége du mal était très-rapproché de l'extrémité de la verge, je me décidai à cautériser le point affecté, à l'aide de la sonde porte-caustique droite. A la suite de cette opération, le malade souffrit beaucoup, il rendit du sang par le canal, il eut de la fièvre, mais l'écoulement ne diminua en rien. Craignant de ne pas avoir assez exactement touché la partie malade, je revins à la cautérisation; même résultat.

Enfin, les injections avec le nitrate d'argent sont mises en usage, et dès la quatrième, l'écoulement a cessé en entier. A peine le malade a-t-il éprouvé un sentiment de cuisson dans le trajet du canal.

*Réflexions.* — Quoique l'écoulement ne parût se rattacher à aucune altération profonde de la muqueuse, j'ai voulu essayer encore la cautérisation: aussi, n'ai-je pas réussi, même après y être revenu, tandis que quelques injections avec le nitrate d'argent, ont produit la cessation complète de la blennorrhagie.

Mais, dans quel endroit était le siége du mal? Dans le voisinage de la fosse naviculaire. Tous les écoulemens chroniques ne proviennent donc pas de l'inflammation de la portion prostatique de l'urètre; il en est même dont le point de départ ne saurait être indiqué d'une manière précise. Sur quelle portion du conduit génito-urinaire appliquer dans ce cas la cautérisation ?

Un des grands avantages que présentent encore les injections, c'est qu'on peut les employer à une époque très-rapprochée de la période aiguë de la maladie, et abréger par là de beaucoup la durée de cette dernière. Au contraire, la cautérisation n'est guère applicable, que lorsque la blennorrhagie est très-ancienne, c'est-à-dire, lorsque l'inflammation a déjà produit sur la muqueuse urétrale des désordres parfois irréparables. En un mot, la cautérisation attaque le mal lors qu'il est déjà formé ; les injections le préviennent.

Les injections et la cautérisation ne sont donc pas deux moyens que l'on puisse substituer l'un à l'autre. Là où le premier convient, le second ne peut être que préjudiciable ; là où le dernier est utile, l'autre n'est qu'insuffisant.

### Quinzième Observation.

*Blennorrhagie récente, injections avec le nitrate d'argent ; guérison momentanée ; réapparition de l'écoulement, nouvel emploi du même moyen; guérison définitive.*

Duprat, caporal au 55e régiment de ligne, âgé de 25 ans, d'une constitution athlétique ;

entra à S.t-Éloi, le 1.er octobre 1834, pour une blennorrhagie qu'il avait depuis environ deux semaines, et qui était accompagnée de symptômes inflammatoires très-graves.

Les moyens anti-phlogistiques auxquels il fut soumis, dissipèrent en assez peu de temps la phlogose, et il ne restait plus que des érections nocturnes qui troublaient parfois le sommeil. L'écoulement était cependant encore assez abondant.

Les choses en étaient à ce point, lorsque le malade pressé de guérir, et témoin des heureux effets que les injections avaient produits chez plusieurs de ses camarades, me témoigna le désir d'être traité par la même méthode, en me cachant en partie ce qu'il éprouvait. J'accédai à sa demande, et j'ordonnai deux injections par jour, qui produisirent d'abord assez de douleur, mais parurent agir sur l'écoulement. A la neuvième, les douleurs devinrent plus vives, l'écoulement augmenta de beaucoup ; il y eut même un peu de sang dans les urines. (Suspension du remède ; bain général ; application de dix sangsues au périnée.)

Cinq jours après, je pus reprendre les injections ; mais, au lieu d'en faire une le matin et l'autre le soir, je me bornai à en prescrire une seule dans le courant du jour. Cette fois-ci le malade n'en fut nullement incommodé; la guérison ne se fit pas même attendre.

*Réflexions.* — Il est aisé de sentir pourquoi les injections ont été suivies, dans ce cas, de douleur et de l'issue de quelques gouttes de sang. Le malade m'avait trompé sur son état, et la blennorrhagie était encore trop récente et surtout trop aiguë, pour songer à mettre en usage une pareille méthode de traitement. Néanmoins, j'ai pu y revenir peu de temps après, en ne faisant toutefois qu'une seule injection par jour, et le malade a guéri même assez vite.

Ce fait me donna l'éveil, et m'autorisa dès-lors à tenter quelques essais, relativement à l'usage des injections dans la période d'acuité de la blennorrhagie.

### Seizième Observation.

*Blennorrhagie récente et aiguë; injections avec le nitrate d'argent. Accidens qui nécessitent la suspension du remède. Administration de l'opiat balsamique; guérison.*

Larroque, chasseur au 21ᵉ régiment d'infanterie légère, âgé de 25 ans, d'une santé frêle, atteint d'une blennorrhagie qui datait à peine de quinze jours, se rendit à St-Éloi, le 29 avril 1835. L'écoulement était d'un blanc sale, sans être cependant trop abondant, et le malade éprouvait de la douleur sur plusieurs points du canal. Malgré tous ces symptômes, je n'en prescrivis pas moins deux injections par jour, avec un quart de grain de nitrate d'argent.

Les premières furent assez facilement supportées; mais, dès la cinquième, le malade éprouva une douleur brûlante dans tout le trajet du canal; il y eût dysurie, et les urines devinrent sanguinolentes.

La constitution chétive du malade devait me rendre avare de sang; aussi ne fis-je usage que de la diète, des bains et des boissons mucilagineuses. Dès que les symptômes inflammatoires eurent disparu, je donnai l'opiat balsamique; mais ce ne fut qu'après deux mois de l'emploi de ce dernier moyen, que l'écoulement cessa.

*Réflexions.* — Les injections ont encore moins bien réussi que dans le cas précédent, et j'ai dû y renoncer bientôt.

Mais, qu'ai-je gagné par l'administration des balsamiques? Il a fallu encore deux mois pour guérir une maladie, que les injections dissipent, la plupart du temps, en quatre ou cinq jours. C'est ce qui arrive le plus souvent, lorsque l'on se borne à employer une méthode de traitement indirecte.

Tous les élèves qui assistent aux visites des vénériens, ont dû être frappés de la grande différence qu'il y a eue, par rapport à la rapidité de la guérison, entre les malades que j'ai eus à traiter cette année, et ceux que j'avais eus à soigner l'année précédente. Chez ces derniers, la blennorrhagie s'est presque toujours offerte sous une forme assez peu aiguë, pour me permettre d'avoir presque immédiatement recours aux injections. Aussi, ai-je eu la satisfaction de guérir, en moins d'une vingtaine de jours, près de soixante individus atteints de blennorrhagies même très-récentes.

Au contraire, cette année, la plupart des écoulemens que j'ai eus à traiter, ont présenté des symptômes d'acuité, telle que je me suis vu dans l'obligation de m'en tenir long-temps, soit à la méthode anti-phlogistique, soit aux balsamiques. Eh bien! il m'a fallu souvent deux, trois et quatre mois pour triompher du mal, et lorsque, fatigué par sa ténacité, j'ai voulu explorer l'urètre, j'ai trouvé déjà, chez plusieurs sujets, des altérations profondes de la muqueuse génito-urinaire. Dira-t-on ici que ce sont les injections qui les avaient produites? Je n'en avais pas employé une seule.

Les faits que je rapporte, ont dû être d'autant plus saillans, que j'avais eu le soin de classer les malades par ordre de symptômes, de façon à mettre les élèves à même de mieux observer.

## Dix-septième Observation.

*Blennorrhagie aiguë ; inefficacité de la saignée et de l'opiat balsamique ; injections avec le nitrate d'argent ; guérison.*

Raymond (Matthieu), soldat au 2e régiment de ligne, âgé de 35 ans, d'une constitution robuste, entra à St-Éloi, le 20 avril 1835. Il avait alors une blennorrhagie qu'il portait depuis environ quinze jours, et qui, s'il faut en croire le malade, se serait manifestée pour la première fois, un mois et demi après le coït, et à la suite d'un voyage de cent cinquante lieues.

L'abondance et la couleur de l'écoulement, joints aux souffrances qu'éprouvait le malade, m'engagèrent d'abord à prescrire une saignée et quelques émolliens. Bientôt j'en vins à l'emploi de l'opiat balsamique, qui ne fit rien à l'écoulement; et presque immédiatement après, aux injections. Dans le principe, je me contentai d'en faire pratiquer une seule par jour, et ensuite deux.

Les premières furent supportées sans le moindre inconvénient, et dès la dixième, l'écoulement avait beaucoup diminué et était devenu séreux ; à la douzième, il n'en existait pas la plus légère trace.

J'ai gardé le malade durant un mois après sa guérison, et l'écoulement n'a plus reparu.

*Réflexions.* — Parmi le petit nombre de malades sur lesquels j'ai essayé mes injections dans la période d'acuité de la maladie, celui dont je viens de rapporter l'histoire, offre l'exemple du résultat le plus heureux que j'aie obtenu. Je ne prétends donc pas me servir de ce fait ni de quelques autres, pour préconiser mes injections contre les blennorrhagies aiguës, quelle que soit, d'ailleurs, l'époque de leur apparition ; mais je me suis demandé souvent si, en ayant recours à ce moyen au début même de la blennorrhagie, il n'y aurait pas possibilité de conjurer le mal. J'en étais à raisonner de la sorte, lorsque l'un de mes élèves à qui j'en parlais, me fournit fort à propos l'observation suivante ; elle est digne d'intérêt sous plus d'un rapport. On en jugera aisément après l'avoir lue.

## Dix-huitième Observation.

*Blennorrhagie commençante traitée à sa première période par les injections avec le nitrate d'argent, et guérie dès le troisième jour* (1).

X...., élève de l'école vétérinaire de Lyon, en était à sa troisième blennorrhagie, lorsque, le 2 octobre 1835, il vint réclamer nos soins. L'écoulement qui s'était déclaré à peine depuis quelques jours, n'était formé que par une humeur visqueuse et limpide, avec agglutination des lèvres du méat. La douleur encore peu prononcée, ne se faisait guère sentir que dans le point de l'urètre qui correspond à la fosse naviculaire.

X.... désirant guérir au plus vite, à cause de l'ouverture prochaine des cours, nous ne crûmes pouvoir mieux faire que de mettre en usage les injections du professeur Serre. Nous n'ignorions pas qu'elles n'avaient pas été encore employées dans la période de la blennorrhagie à laquelle nous les destinions. Cependant, le souvenir des nombreux prodiges que nous leur avions vu opérer, rompit bientôt notre hésitation, et nous pratiquâmes nous-même la première injection,

(1) Cette observation m'a été communiquée par M. Fabrèges.

en nous promettant toutefois de suspendre le remède, s'il en résultait le moindre inconvénient.

Ce premier essai ne donna lieu qu'à une cuisson légère à l'extrémité du pénis ; nous fîmes donc une nouvelle injection, les deux jours suivans. Après la troisième, X.... arrive chez nous tout joyeux du résultat, sentant, disait-il, que la maladie avait avorté. En effet, l'écoulement avait totalement cessé, et l'orifice du canal n'avait plus la rougeur qu'il présentait. Ce qu'il y a même d'étonnant, c'est que, pendant les trois jours qu'a duré le traitement, X..., naturellement adonné à tous les genres d'excès, n'a pas apporté la moindre réforme à sa manière de vivre.

*Réflexions.*—Ce que j'avais prévu, est arrivé. Une blennorrhagie commençante a pu être arrêtée, dès son début, par trois injections avec le nitrate d'argent, et je tiens pour sûr que déjà quelques étudians en médecine ont été guéris de la même manière, et en aussi peu de temps (1).

---

(1) Comme, dans le principe, la blennorrhagie a toujours son siége dans le voisinage de l'orifice du gland, il est presque inutile de dire que, dans ces cas, on peut se dispenser de pousser l'injection jusque dans la vessie; pourvu que le liquide parcoure la moitié de la portion spongieuse du canal, c'en est assez.

Qu'y a-t-il, d'ailleurs, d'extraordinaire dans ces divers faits? La méthode des injections que je cherche à remettre en vigueur, n'a-t-elle jamais produit des effets pareils? Au contraire, c'est par cela même qu'elle a souvent réussi dans ces cas, que l'on s'est cru autorisé à l'appliquer dans toutes les périodes de la blennorrhagie, et que l'on a ainsi frappé de défaveur un mode de médication destiné à rendre les plus grands services.

L'inflammation de la muqueuse génito-urinaire sera-t-elle donc la seule que l'on doive respecter? Mais, quels en sont les motifs? Pourquoi ne pas se conduire ici, comme dans les inflammations externes? Pourquoi agir loin de la partie affectée, lorsque le siége de la lésion permet de l'attaquer par des moyens locaux? Au lieu de suivre avec indifférence les progrès du mal, dites que les blennorrhagies sont susceptibles d'être combattues avec avantage dès les premiers instans de leur manifestation, et vous verrez les malades s'empresser de venir réclamer les secours de la médecine.

Que font, au contraire, les personnes atteintes d'écoulemens? Elles ne consultent pas même les gens de l'art; elles temporisent, et donnent ainsi à la maladie les moyens d'acquérir un caractère de ténacité que rien ne peut ensuite détruire. J'ai eu moi-même la douleur de rencontrer, cette année, deux malades chez lesquels j'ai vainement épuisé toutes les ressources de la thérapeutique. Les élèves de la clinique doivent aussi avoir présent à leur mémoire le souvenir d'un jeune homme d'Alais, nommé Boudon, qui, après avoir été soumis tour à tour à mes soins et à ceux de mon collègue le professeur Lallemand, se vit obligé de sortir de l'hôpital, sans avoir pu se débarrasser d'un écoulement qu'il portait depuis environ trois ans (1).

Que l'on ne prête donc pas à mes paroles une valeur autre que celle que je leur donne moi-même. En proposant les injections avec le nitrate d'argent cristallisé, contre les écoulemens anciens et récens de l'urètre, je n'ai jamais eu l'idée de les présenter comme un remède infaillible; il n'en

---

(1) C'est ici le cas de dire avec Swédiaur : « En général il convient, et il est même très-souvent nécessaire, dans les blennorrhagies opiniâtres, de changer les remèdes et les injections; car on observe qu'une injection moins forte, produit quelquefois un bon effet, après qu'on en a employé une plus forte, sans succès, et *vice versâ*. Dans beaucoup de cas, il est bon encore de combiner les médicamens internes avec les moyens externes. » ( *Traité complet des maladies vénériennes*; tom. I, pag. 217. )

existe pas. Mais, ce que je puis assurer sans craindre d'être démenti, c'est qu'en se conformant aux préceptes que je viens de tracer, on abrégera de beaucoup la durée de ces écoulemens, et l'on en guérira même un grand nombre qui eussent résisté à tout autre mode de médication.

J'aurais pu citer, dans le cours de ce mémoire, une série de faits puisés dans la pratique des médecins de Montpellier, ou de quelques villes voisines, car il en est déjà plusieurs qui ont adopté mes injections; mais, après y avoir réfléchi, j'ai préféré, en général, me servir de ceux qui ont été recueillis à l'hôpital, et observés par conséquent par un grand nombre d'élèves. Ceux-là, du moins, portent avec eux un caractère d'authenticité que personne ne pourra leur contester.

En publiant mes observations sur l'efficacité des injections avec l'azotate acide d'argent, j'ai voulu aussi, au risque d'être devancé par d'autres, attendre que le temps eût confirmé les résultats que j'avais d'abord entrevus. Aujourd'hui que plus d'un an s'est écoulé depuis cette époque, et que les faits que je vois journellement, sanctionnent de plus en plus les principes que je professe, j'ai pensé qu'il était de mon devoir de les faire connaître dans tous leurs détails.

Les succès que j'avais obtenus dans le traitement des blennorrhagies chroniques à l'aide des injections avec le nitrate d'argent, étaient trop saillans, pour ne pas songer à faire l'application de ce moyen au catarrhe de la vessie. Je n'ignorais pas, du reste, que mon collègue M. Lallemand, avait eu à se louer de la cautérisation dans cette maladie.

J'ai cherché, dès-lors, à comparer les deux moyens sous le rapport de leur mode d'action, et j'ai cru reconnaître, au moins en théorie, que les injections pourraient bien avoir quelques avantages. Voici comment.

On ne saurait assez applaudir à l'idée hardie qu'a eue le professeur Lallemand, de porter le nitrate d'argent jusque sur la surface interne de la vessie. Mais, en conduisant une grosse sonde armée dans le réservoir de l'urine, et l'agitant en divers sens, afin d'en cautériser les parois, n'est-il pas à craindre que le caustique ne se détache de la cuvette, et ne tombe sur le bas-fond de cet organe? Il suffit d'avoir garni quelquefois des sondes, même à la flamme de l'esprit de vin, pour juger de la facilité avec laquelle cet accident peut arriver.

D'une autre part, croit-on que ce soit chose

aisée de faire jouer une sonde dans une vessie vide d'urine, de façon à toucher également tous les points de sa surface interne ? Et comment apprécier au juste le degré d'activité à donner à la cautérisation ? Tout cela ne peut se faire que d'une manière fort approximative.

En cherchant à se rendre raison de la manière d'agir du nitrate d'argent dans le cas dont il s'agit, l'auteur du procédé a bien senti que le contact seul de la sonde porte-caustique ne devait pas suffire pour cautériser en entier les parois de la cavité vésicale. Aussi a-t-il fallu avoir recours à la sécrétion de l'urine, provoquée par la cautérisation, et par suite, à l'arrivée de ce liquide dans la vessie, pour expliquer comment le caustique se répand uniformément sur tous les points de cet organe. Or, la nature de l'urine varie à l'infini chez les individus, même à divers momens de la journée ; et qui voudrait nous garantir dès-lors les changemens que le nitrate d'argent peut subir, par le fait seul de sa mise en contact avec cette humeur ? Les expériences que j'ai fait faire à ce sujet sont, on ne peut plus, décisives.

Si les choses en sont à ce point, ne vaudrait-il pas mieux se servir du nitrate d'argent en solution dans l'eau distillée? En procédant de la sorte, il serait du moins possible de graduer à volonté l'action du caustique, et d'agir à la fois sur tous les points de la surface interne du réservoir de l'urine. Quant au canal de l'urètre, rien de plus facile que de le mettre à l'abri du contact du liquide, en portant l'injection dans la vessie, à l'aide d'une sonde, et la retirant par la même voie.

Puisque la vessie supporte impunément l'action directe du caustique, quel inconvénient peut avoir le nitrate d'argent dissous dans l'eau distillée? N'ai-je pas déjà dit bien des fois, à propos de la blennorrhagie, que j'étais dans l'habitude de pousser les injections jusque dans le réservoir de l'urine? Et comment craindrait-on d'agir avec le nitrate d'argent sur la muqueuse génito-urinaire, lorsque aujourd'hui on pratique des injections, avec cette même substance, entre les paupières (1)?

Malgré tout ce que je viens de dire en faveur des injections, ce serait être peu raisonnable que

---

(1) Si l'on est obligé de changer le topique extérieur, parce que l'œil s'habitue au contact de l'alun, on peut user avantageusement du nitrate d'argent, en commençant par un ou deux grains dans une once d'eau, et en augmentant graduellement la dose. On peut introduire cette solution entre les paupières, deux ou trois fois par jour. (Lawrence; *Traité pratique des maladies des yeux*, trad. par Billard, pag. 173.)

de vouloir qu'on les préférât d'hors et déjà à la cautérisation. Les sujets que j'ai eus à traiter jusqu'ici, ne m'ayant pas permis d'essayer ce nouveau mode de traitement, comme je l'entends, je ne puis encore avoir à cet égard aucune opinion bien arrêtée..... Mais, si la cautérisation directe de la vessie présente tous les avantages qu'on lui accorde, je serais bien trompé si les injections avec le nitrate d'argent, préparées dans des proportions convenables, étaient sans effet. Attendons que l'expérience ait prononcé.

Maintenant qu'un grand nombre de faits ont démontré l'efficacité des injections avec le nitrate d'argent, on ne manquera pas probablement de dire que ce moyen était connu depuis long-temps; j'avouerai même, après avoir fait quelques recherches, qu'on le trouve consigné dans divers traités sur les maladies vénériennes, au milieu d'une foule d'autres substances (1). Mais, qu'il y a loin de l'indication vague et isolée d'un médicament quelconque, à l'étude attentive des effets de ce même médicament, et à l'énumération des cas dans lesquels il peut être utile ou nuisible! La

(1) Partout il est question du nitrate d'argent, dit pierre infernale, et non de l'azotate acide d'argent.

dose du remède et son mode d'administration ne doivent-ils pas aussi entrer pour beaucoup dans l'appréciation du moyen ?

Il en est de la thérapeutique comme de la médecine opératoire ; les plus belles acquisitions sont rarement l'ouvrage d'un seul homme. Hunter nous avait appris déjà, depuis bien des années, à porter le nitrate d'argent sur les rétrécissemens de l'urètre, lorsque Ducamp substitua à la cautérisation antéro-postérieure, la cautérisation excentrique ; plus tard, on s'aperçut que les instrumens de Ducamp ne pouvaient guère être appliqués que sur la partie droite du canal, et le professeur Lallemand proposa de faire des sondes courbes et métalliques. Mais, ces dernières ne présentaient le nitrate, que sur la convexité ou la concavité du stylet porte-caustique. Que fit alors M. Ségalas ? Il imagina un stylet à chaîne, qui, par son jeu dans l'intérieur de la canule, permit de promener le sel à base d'argent sur tous les points de la surface interne du rétrécissement ; et, en donnant un nouveau degré de perfection à l'œuvre de ses contemporains, M. Ségalas aussi mérita bien de la science.

Quant à moi, je le dis avec franchise : le principal motif qui m'ait engagé à choisir pour mes injections le nitrate d'argent, de préférence à toute autre substance, c'est que ce sel est précisément celui dont on se sert pour détruire les rétrécissemens de l'urètre, et que je devais ainsi répondre presque d'avance à la plus forte objection que l'on pût me porter. Je savais en outre que mon collègue M. Lallemand, et mon ami le docteur Ricord, avaient réussi, par la cautérisation, à arrêter beaucoup d'écoulemens, tant chez l'homme que chez la femme, et ces faits ne pouvaient que m'encourager à poursuivre l'idée que j'avais conçue (1).

Au surplus, n'aurai-je fait que remettre en vigueur ou modifier un remède tombé dans l'oubli, si le moyen est bon, mon but est atteint. Mieux vaut contribuer à réhabiliter un remède utile, que d'en proposer un nouveau, mais superflu.

---

(1) Dans tous les cas, il est essentiel de ne pas préparer d'avance une trop grande quantité de solution de nitrate d'argent; car, après deux ou trois fois vingt-quatre heures, le contact seul de la lumière suffit souvent pour décomposer ce sel, et donner au liquide une couleur légèrement violette.

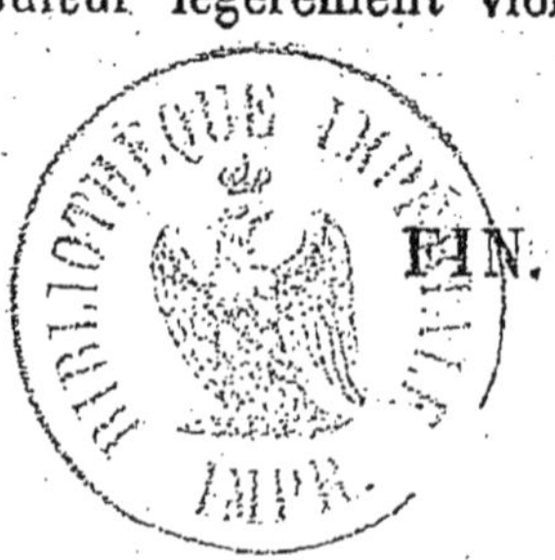


FIN.

# TABLE DES MATIÈRES.

FIN DE LA TABLE DES MATIÈRES.

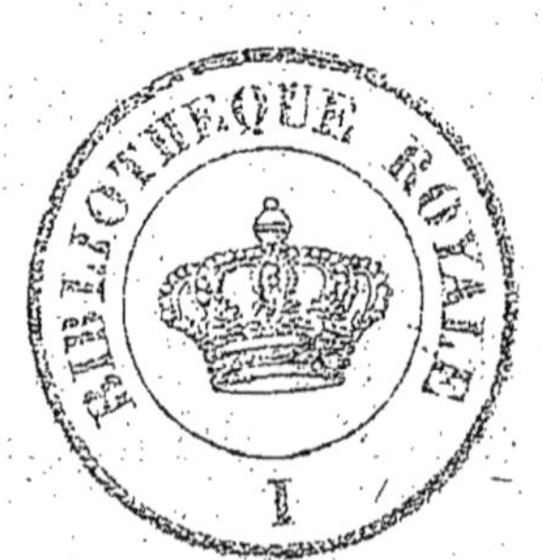

www.ingramcontent.com/pod-product-compliance
Ingram Content Group UK Ltd.
Pitfield, Milton Keynes, MK11 3LW, UK
UKHW020310220726
13923UKWH00003B/1057

9 782019 642457